Elisabeth Lange

Die neue Diät für Diabetiker Typ II

Stabiler Blutzucker und besserer Stoffwechsel ohne strenge Diät
Kein lästiges Rechnen mit Kohlenhydraten und Broteinheiten

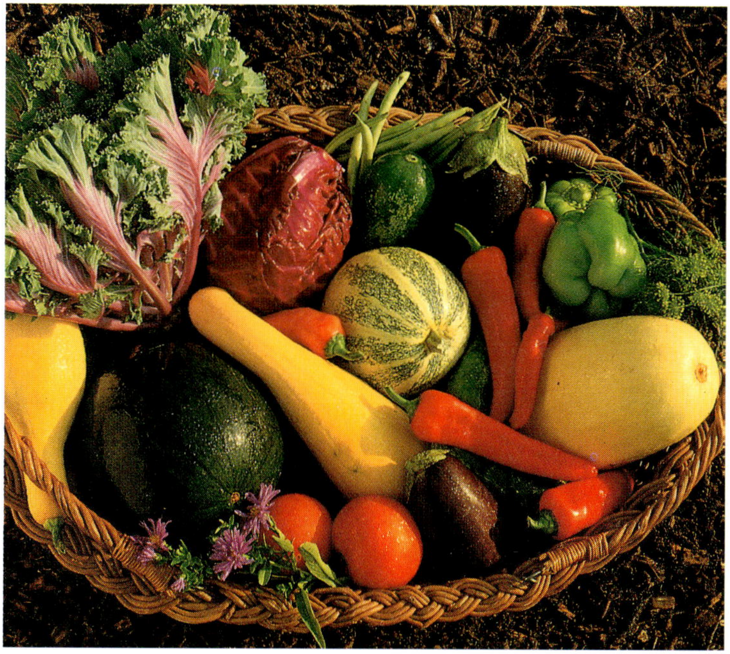

Südwest

Inhalt

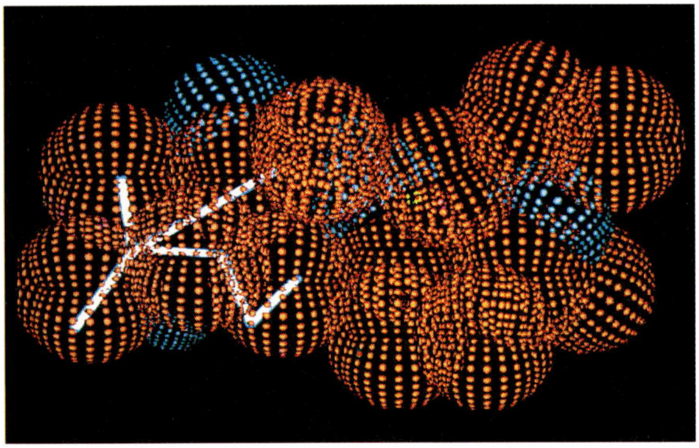

Das für den Zuckerstoffwechsel so bedeutende Insulinmolekül.

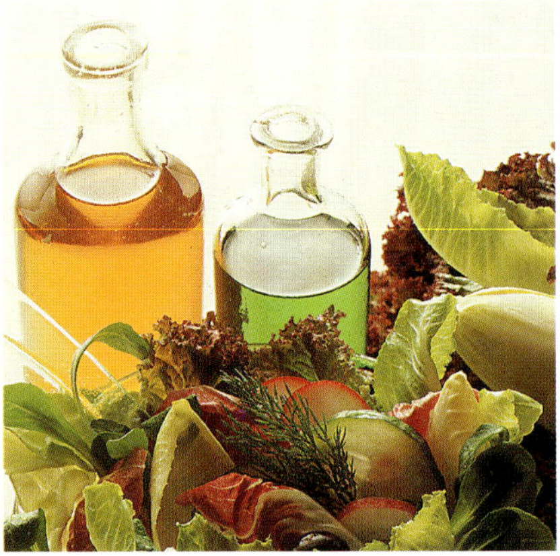

Hochwertige Öle sind erlaubt.

Wichtiger Bestandteil einer gesunden Ernährung sind Hülsenfrüchte.

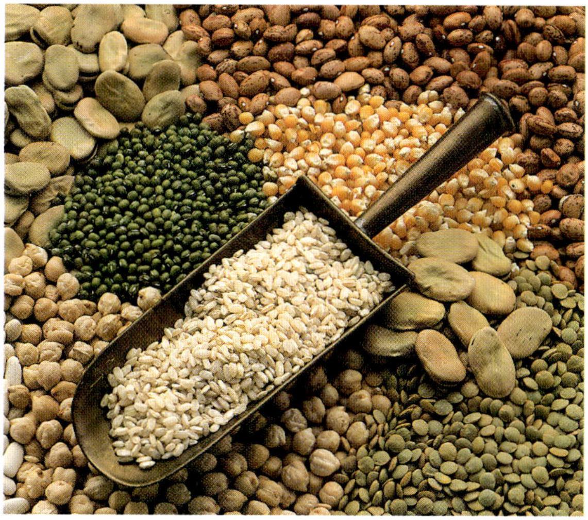

Vorwort

Der größte Teil der alten strengen Diabetesdiätvorschriften, die noch in den Köpfen vieler Patienten, aber auch bei Ärzten und Diätberatern herumgeistern, gilt nach dem heutigem Stand der Forschung bestenfalls als unwirksam, manches wurde sogar als schädlich erkannt. Doch die Forschung geht weiter. Vor allem der Zusammenhang zwischen erblicher Veranlagung (genetischer Disposition) und persönlicher Lebensführung ist noch längst nicht vollkommen aufgeklärt. In einem sind sich alle Experten einig: Wer zwar keine eiserne Diät einhält, aber dafür vernünftig ißt und sich regelmäßig bewegt, hat bereits viel zur Vorbeugung getan.

Typ-II-Diabetiker brauchen keine strenge Diät, sondern Spaß an gesunder, abwechslungsreicher Ernährung.

Essen mit Genuß

Die optimale Diabetikerernährung liegt – so die neuen Forschungsergebnisse – ganz nahe bei den Empfehlungen, die verantwortungsvolle Ernährungsexperten auch für Gesunde geben. Diese Erkenntnisse sind in das vorliegende Buch eingeflossen. Wer die Verantwortung für sein Wohlbefinden selbst übernehmen und langfristig die unangenehmen Komplikationen dieser chronischen Stoffwechselerkrankung vermeiden möchte, findet in diesem Buch Rat und wirklichkeitsnahe Hilfe, die ihn befähigen, sich den eigenen Alltag ohne Einschränkungen einzurichten. So wie jeder Stoffwechselgesunde können auch Diabetiker Wohlergehen, Genuß und Lebensqualität auf Dauer in Einklang bringen. Familien, die sich nach den neuen Ernährungsempfehlungen richten, müssen keineswegs darben. Gut kochen und lustvoll essen ist für Diabetiker nicht schwieriger als für Gesunde.

ELISABETH LANGE

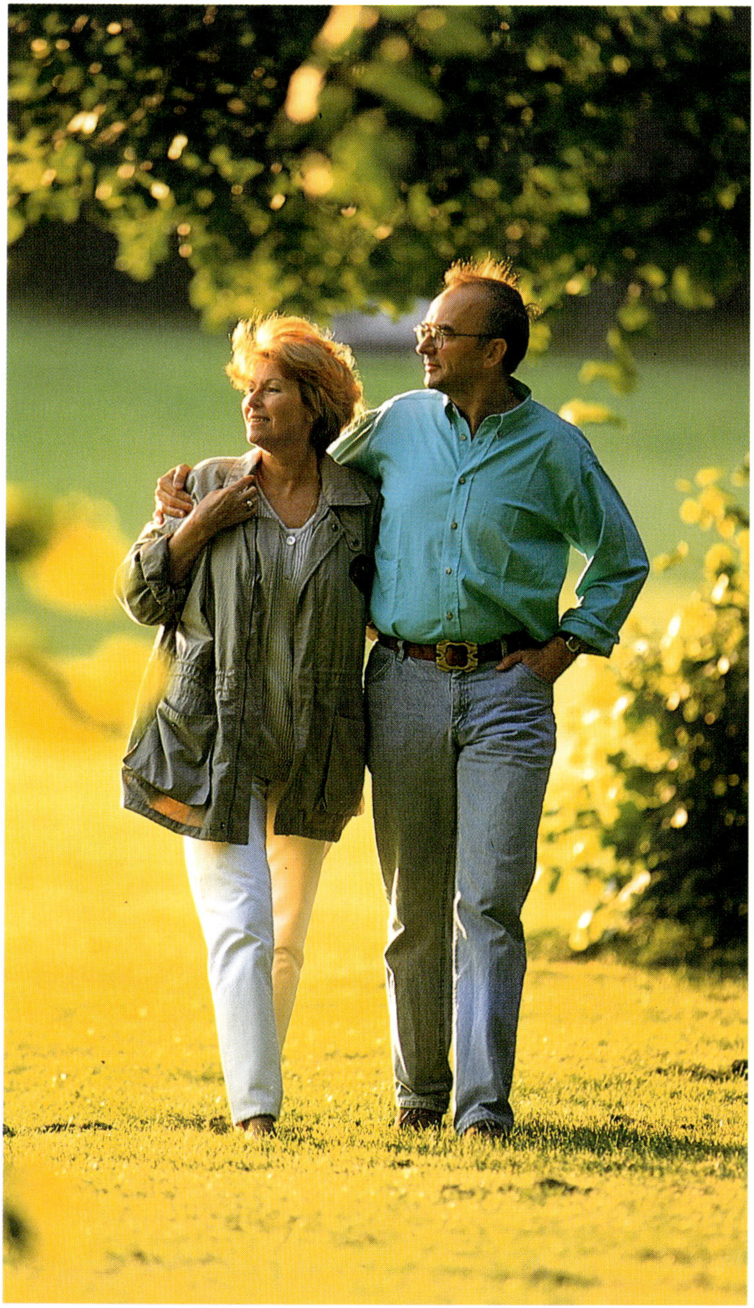

Mit der richtigen Ernährung und genügend Bewegung können Typ-II-Diabetiker ihre Krankheit problemlos im Griff behalten.

Diagnose »Diabetes«

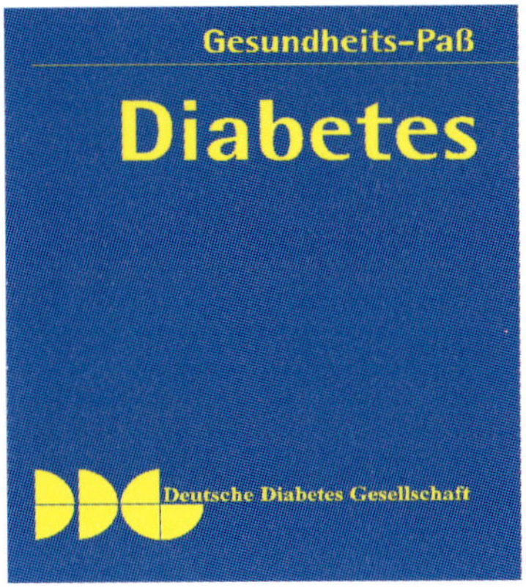

Seit 1995 gibt es den Gesundheits-Paß Diabetes. Er ermöglicht Ihnen, mehr Verantwortung für Ihre eigene Versorgung zu übernehmen.

Regelmäßige Untersuchungen durch einen gut ausgebildeten Arzt sind wichtig. Fragen Sie nach, ob Ihr Arzt an Weiterbildungen zum Thema »Diabetes« teilnimmt, oder gehen Sie zu einem Diabeteszentrum.

Die Krankheit, mit der sich leben läßt

Ein Trost für den zivilisationsgeplagten modernen Menschen: Bereits im alten Griechenland stellten Ärzte bei ihren Patienten oft genug die Diagnose »Diabetes mellitus«. »Diabeinein« bedeutet »durchfließen«, »mellitus« heißt »honigsüß«, »honigsüßer Durchfluß« also.
Auch ohne Teststreifen aus der Apotheke und Untersuchungslabor bemerkten die Ärzte der Antike, daß bei den Kranken mit dem Harn Zucker ausgeschieden wird, eine erhöhte Harnmenge mit deutlich süßem Geschmack. Diabetiker hat es schon immer gegeben. Weltweit müssen sich heute 110 Millionen Menschen mit dem Stoffwechseldefekt abfinden, darunter viele berühmte Leute, die sich allerdings ungern als Diabetiker zu erkennen geben.

Vorsorge ist wichtig

Seit Jahren erforschen Mediziner, Biochemiker und Ernährungswissenschaftler, wie man die Zuckerkrankheit und ihre Spätfolgen verhindern kann, denn etwa 20 Prozent der Bevölkerung tragen die Veranlagung zum Typ-II-Diabetes in sich. Im Erwachsenenalter zeigen sich bei vielen dieser Menschen Störungen im Kohlenhydratstoffwechsel. Wird die Erkrankung schlecht behandelt, können im Laufe der Zeit Netzhautschäden, Erblindung, Herzerkrankungen wie Angina pectoris, Arteriosklerose, Potenzstörungen und Hauterkrankungen sowie schwere Durchblutungsstörungen und Nervenschäden an Beinen und Füßen entstehen.

Diabetiker-Gesundheitspaß

Das kleine blaue Büchlein hilft Ihnen und Ihrem Arzt, die Krankheit unter Kontrolle zu behalten. Sie sollten es immer bei sich tragen, damit – falls Ihnen etwas zustößt oder Sie den Arzt wechseln – der behandelnde Mediziner gleich sieht, daß er einen Diabetiker vor sich hat. Wer den Paß nicht von seinem Arzt bekommt, kann ihn über Krankenkassen und die Deutsche Diabetikes-Gesellschaft (siehe Seite 95) bestellen. Er kostet fünf DM, wird aber von den meisten Krankenkassen kostenlos abgegeben.

Diese Gebrechen verursachen viel persönliches Leid und bürden dem Gesundheitssystem erhebliche Kosten auf. Experten rechnen mit rund 40 000 schwer erkrankten Diabetikern jährlich und Behandlungskosten von rund 800 Millionen DM. Regelmäßige Untersuchungen durch gut ausgebildete Ärzte und vernünftiges Verhalten der Erkrankten würden die Leiden und die daraus folgenden Kosten weitgehend verhindern.

Was früher Altersdiabetes hieß, nennen Experten heute Typ-II-Diabetes, weil der Stoffwechseldefekt nicht als Altersfolge abgetan werden soll.

»Ich fühl' mich so schlapp!«

Wer sich kraftlos, müde und abgespannt fühlt, glaubt meist zuerst, daß der kräftezehrende Arbeitsalltag oder die anstrengende Familie daran schuld ist. Doch hinter diesen alltäglichen Beschwerden kann ein Typ-II-Diabetes stecken, der meist nur zufällig erkannt wird. Oft besteht die Stoffwechselstörung dann schon seit einigen Jahren und hat bereits kleine Augenschäden oder Nervenstörungen ausgelöst. Diabetes tut nicht weh! Leider, sonst würden Patienten und Ärzte diese schleichende Krankheit viel früher feststellen. Etwa 80 Prozent aller Diabetiker bekommen ihre Krankheit im mittleren und höheren Lebensalter. Früher nannte man sie Altersdiabetiker, heute bezeichnen Experten sie lieber als

Typ-II-Diabetiker, weil der Stoffwechseldefekt oft schon im vierten Lebensjahrzehnt auftritt und nicht als Altersfolge abgetan werden soll. Vorsorge und die richtige Lebensführung sind wichtig, um den Ausbruch der Erkrankung zu verhindern. Ist der Stoffwechseldefekt erst da, kommen oft noch Symptome wie z. B. Bluthochdruck, hohe Fett- oder Cholesterinwerte dazu. Die Mediziner nennen dieses Krankheitsbild »metabolisches Syndrom«. Ausgelöst wird es vermutlich durch zuviel »gutes« Essen und zuwenig Muskelarbeit.

Diabetes tut nicht weh, sonst würden Patienten und Ärzte diese schleichende Krankheit viel früher feststellen.

Was läuft falsch im Stoffwechsel?

Bei den meisten übergewichtigen Typ-II-Diabetikern produziert der Körper zwar das für die Verbrennung der Kohlenhydrate notwendige Hormon Insulin, aber er kann es nicht verwerten. Die Zellen ignorieren das Hormon und weigern sich, den Zucker aus der Nahrung in Energie zu verwandeln. Darum fühlen sich Diabetiker oft so erschöpft. Je mehr Zucker nach einer Mahlzeit im Blut auftaucht, desto mehr Insulin produziert der Körper. Und je mehr Insulin im Blut schwimmt, desto weniger reagieren die Zellen darauf. Ärzte nennen dieses Dilemma Insulinresistenz.

Blutzucker – welche Werte sind richtig?

- Beim Menschen steigt der Blutzuckerspiegel nach dem Essen an, insbesondere wenn viele schnell ins Blut gehende Kohlenhydrate (z. B. Weißbrot, Zucker) konsumiert wurden. Spitzenwerte von 120 bis 140 mg/dl sind normal.
- Der gesunde Organismus produziert dann genügend Insulin, um den Blutzucker wieder auf Werte von 60 bis 100 mg/dl zu senken.
- Beim Zuckerkranken versagt dieser Regulationsmechanismus. Ab einem Blutzucker von 160 bis 180 mg/dl beginnen die Nieren, den Zucker mit dem Urin auszuscheiden. Diesen Grenzwert nennt man Nierenschwelle. Jenseits dieser Schwelle läßt sich der Zucker mit Teststreifen im Harn feststellen.

Blutzucker in Ost und West

Diabetiker in der alten Bundesrepublik messen ihren Blutzucker in Milligramm pro Deziliter, abgekürzt mg/dl; der Diabetiker in den neuen Bundesländern kennt seine Werte in Millimol pro Liter, abgekürzt mmol/l.

Blutzucker in West- und Ostwerten

Von mg/dl	In mmol/l	Von mmol/l	In mg/dl
35	2,0	2,5	45
40	2,2	3,0	54
45	2,5	3,5	63
50	2,8	4,0	72
55	3,1	4,5	81
60	3,4	5,0	90
65	3,6	5,5	99
70	3,9	6,0	108
75	4,2	6,5	117
80	4,5	7,0	126
85	4,8	7,5	135
90	5,0	8,0	144
95	5,3	8,5	153
100	5,6	9,0	162
110	6,2	9,5	171
120	6,7	10,0	180
130	7,3	10,5	189
140	7,8	11,0	198
150	8,4	11,5	207
160	9,0	12,0	216
170	9,5	12,5	225
180	10,1	13,0	234
190	10,6	13,5	243
200	11,2	14,0	252
220	12,3	14,5	261
240	13,4	15,0	270
250	14,0	15,5	279
260	14,6	16,0	288
270	15,1	16,5	297
280	15,7	17,0	306
300	16,8	17,5	315
350	19,6	18,0	324

Optimale Blutzuckerwerte liegen nüchtern unter 120 mg/dl und nach einer Mahlzeit unter 160 mg/dl.

Diese Tabelle hilft Ihnen bei der Umrechnung der beiden Maßeinheiten.

Die Veranlagung zum Typ-II-Diabetes ist erblich. Wenn Großeltern, Eltern oder Geschwister bereits erkrankt sind, sollte man sich frühzeitig von einem Spezialisten untersuchen lassen.

Wer seine Blutzuckerwerte selbst umrechnen möchte, kann die folgenden Formeln benutzen:

- mg/dl x 0,056 = mmol/l
- mmol/l x 18,02 = mg/dl

Abnehmen heilt

Übergewichtige Diabetiker haben es eigentlich leicht, ihre Krankheit in den Griff zu kriegen. Sie benötigen gewöhnlich keine Medikamente und auch kein Insulin, sie müssen einfach ein paar Kilogramm abnehmen. Wer schlanker geworden ist, kann seinen Stoffwechsel allein durch vernünftige Ernährung und regelmäßige Bewegung im Gleichgewicht halten. Der Blutzuckerspiegel normalisiert sich durch das verringerte Körpergewicht ganz von allein.

Schwieriger sieht die Sache für die ohnehin schlanken Typ-II-Diabetiker aus. Ihnen fehlt meistens – im Gegensatz zu den rundlichen Typen – wirklich Insulin. Die Drüsen sondern einfach zuwenig von dem wichtigen Stoff ab. Deshalb sind schlanke Diabetiker auf Medikamente angewiesen. Aber gesunde Ernährung ist auch für sie sehr wichtig, um die Spätfolgen der Krankheit zu vermeiden.

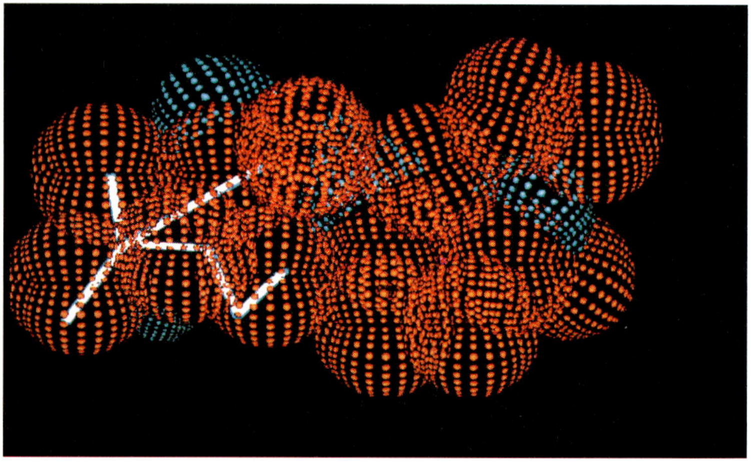

Das für die Kohlenhydratverbrennung so wichtige Hormon Insulin. Hier in einer Computergraphik dargestellt.

Warnsignale für Typ-II-Diabetes

Wer die unten aufgelisteten Beschwerden mehrmals oder sogar dauernd an sich feststellt, sollte zu einem erfahrenen Arzt (Diabetologen) gehen und sich gründlich untersuchen lassen. Liegt Diabetes in der Familie oder haben Sie bereits Bluthochdruck, sollten Sie folgende Warnzeichen doppelt ernst nehmen:

- Starken, anhaltenden Durst
- Häufiges Wasserlassen
- Unerklärlichen Gewichtsverlust
- Häufige Wadenkrämpfe
- Sehstörungen
- Juckreiz im Genitalbereich
- Ungeklärte Ekzeme
- Heißhunger
- Müdigkeit, Abgeschlagenheit

Die Krankheit bricht erst durch zusätzliche Belastungen aus. Vor allem Übergewicht und Bewegungsmangel, aber auch Operationen, Schwangerschaften oder Virusinfektionen können daran beteiligt sein.

Eine seltene Erkrankung: Der Typ-I-Diabetes

Es sind meist Kinder oder Jugendliche, die plötzlich die Alarmzeichen für den Typ-I-Diabetes aufweisen. Sie verlieren dramatisch an Gewicht, fühlen sich dabei vollkommen kraftlos, sind immer durstig und rennen ständig zur Toilette. Die Erkrankung zeigt sich mit einemmal, wenn die Bauchspeicheldrüse aufhört, Insulin zu produzieren. Der Grund: Wahrscheinlich werden durch eine unbemerkte Virusinfektion und/oder eine erbliche Veranlagung die insulinproduzierenden Zellen zerstört.

Hat der Arzt die Erkrankung festgestellt, muß ab sofort lebenslänglich das Hormon Insulin gespritzt werden. Ärzte bestimmen die Insulindosis und gleichzeitig die Menge der erlaubten Kohlenhydrate. Das geschieht fast immer in einer Diabetesklinik. Das vorliegende Buch wendet sich nicht an Diabetiker dieses Typs, sondern an die Typ-II-Diabetiker.

Beim Typ-II-Diabetes kann man fast von einer Volkskrankheit sprechen, denn in manchen Familien erkrankt fast jede(r) nach dem 50. Lebensjahr.

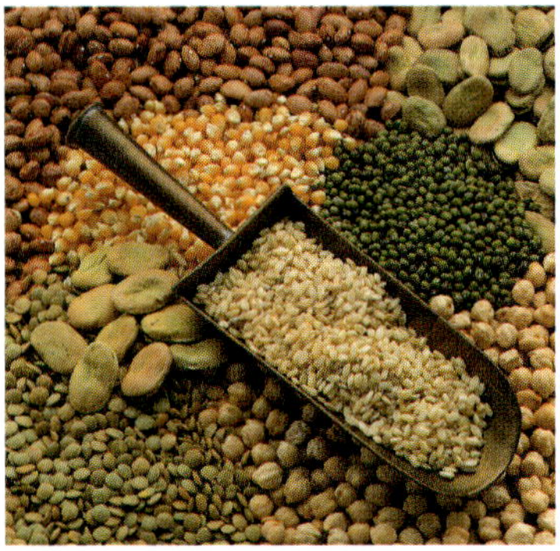

In Gegenden der Welt, in denen Hülsenfrüchte zu den täglichen Grundnahrungsmitteln gehören, gibt es viel weniger Typ-II-Diabetiker als bei uns.

Wieviel Sie essen dürfen? Das kommt genau wie beim Gesunden darauf an, wieviel Sie sich bewegen. Wer seine Muskeln anstrengt, verbraucht Energie, deshalb dürfen Fitneßbewußte den Teller großzügiger füllen als Bewegungsmuffel.

Neuigkeiten für Typ-II-Diabetiker

Besser essen, leichter leben

Erst vor kurzem einigten sich amerikanische, europäische und deutsche Diabetesexperten nach langen Beratungen auf neue Empfehlungen für die Ernährung von Typ-II-Diabetikern. Wissenschaftliche Erkenntnisse der letzten Jahre haben nämlich die eisernen Grundsätze der Diabetesdiät geradezu auf den Kopf gestellt. Wer die alten Diätregeln kennt, wird über manche der Neuerungen verblüfft sein und es vielleicht sogar schwierig finden, sich daran zu gewöhnen. Doch kann sich jeder Zuckerkranke über den enormen Zuwachs an kulinarischen Freiheiten freuen.

Kalorien oder Joule nicht mehr abzählen

Der natürliche Appetit kann die Eßportionen bestimmen. Wer übergewichtig ist, sollte nicht hungern, sondern versuchen, durch besonders fettarmes Essen und soviel Bewegung wie eben möglich sein Gewicht langfristig zu senken.

Zucker ist nicht mehr verboten

Dafür gilt nun die Empfehlung, nicht mehr als höchstens zehn Prozent der täglichen Energie als Zucker zu konsumieren. In der Praxis heißt das: Wer einen (gängigen) Bedarf von etwa 2000 Kilokalorien pro Tag hat, darf sich bei den Mahlzeiten bis zu 200 süße Kilokalorien, d. h. also etwa 50 Gramm Zucker (Saccharose), gönnen. Diese Regelung gilt übrigens auch für den gesunden Normalbürger. Sie hilft vor allem, die bei strikten Verboten häufig vorkommenden Heißhungerattacken auf Süßes zu vermeiden. Mehr darüber erfahren Sie ab Seite 25.

Ballaststoff- und kohlenhydratreiche Lebensmittel zum Sattessen

Gemüse, Hülsenfrüchte, Getreideprodukte und Obst sollen den Nährstoffbedarf zu mehr als der Hälfte (50 bis 60 Prozent) decken. Für erfahrene Typ-II-Diabetiker wird diese »lockere« Empfehlung wie ein Schock wirken. Denn viele hatten sich über Jahre mühsam daran gewöhnt, mit Bleistift und Briefwaage jedes Gramm Kohlenhydrate genau zu kalkulieren und meist sogar noch in BE (Broteinheiten oder Berechnungseinheiten; 1 BE entspricht 12 Gramm Kohlenhydrate) zu berechnen. Mehr über Kohlenhydrate, BE und Ballaststoffe ab Seite 21.

Beim Fett sparen und auf Qualität achten

Weniger als ein Drittel (maximal 30 Prozent) des Energie-(Kalorien-)bedarfs soll vom Fett stammen. Das gilt schon lange für Gesunde. Doch dürfte mancher Diabetiker, der unter einem gestörten Fettstoffwechsel leidet, verwundert feststellen, daß nun auch die jahrelang hochgelobten mehrfach ungesättigten Fettsäuren auf zehn Prozent der Energieaufnahme begrenzt werden. Sie sollen also in Zukunft genauso überlegt verzehrt werden wie die wegen der möglichen Steigerung der Blutfettwerte verpönten gesättigten Fettsäuren (höchstens zehn Prozent). Um diese Empfehlung im Alltag umsetzen zu können, muß man die Zusammensetzung der Speisefette gründlich unter die Lupe nehmen und prüfen, wie man mit den unterschiedlichen Fettsorten in der Küche klarkommt. Mehr dazu ab Seite 16.

Jetzt können Zuckerkranke sich über einen stattlichen Zuwachs an kulinarischer Freiheit freuen.

Viele Menschen lehnen rigide Kostpläne mit Geboten und Verboten ab. Sie fühlen sich durch sie bevormundet und in ihrer Lebensqualität stark eingeschränkt. Nur eine individuelle Ernährungsweise, die Spaß macht und den Gaumen befriedigt, garantiert wirklich auf die Dauer Erfolg.

Eiweißreiches mäßig einplanen

Der Proteinanteil im Essen sollte zwischen 10 und 20 Prozent der Gesamtenergie liegen, bei einem 2000-Kilokalorien-Budget also etwa 200 bis 400 Kilokalorien ausmachen. In den frühen Diabetesdiäten stammte der damals empfohlene hohe Eiweißanteil meist von Fleisch, Wurst, Käse und Eiern. Diese Lebensmittel liefern jedoch nicht nur hochwertige Proteine, sondern auch viel Fett mit hohem Anteil an gesättigten Fettsäuren und schaden damit dem ohnehin oft angeschlagenen Fettstoffwechsel der Diabetiker. Auch wer Fleisch- und Milchprodukte sehr sparsam verwendet, muß nicht mit Eiweißmangel rechnen, weil in kohlenhydratreichen Lebensmitteln wie etwa Hülsenfrüchten, Getreide und Kartoffeln reichlich pflanzliches Eiweiß mitgeliefert wird.

Diabetikerprodukte mit Vorsicht genießen

In den Supermärkten stehen viele Produkte in den Regalen, die mit dem Hinweis werben, sie seien für die Ernährung von Diabetikern geeignet. Oft sind sie sehr teuer und entsprechen den heutigen Anforderungen einer gesunden Lebensweise für Stoffwechselkranke überhaupt nicht. Welche Diätprodukte günstig sind, erfahren Sie ab Seite 25.

Fünf Tips zum richtigen Essen

- **Essen Sie reichlich Kohlenhydrate aus Getreide, Obst und Gemüse.**
- **Genießen Sie eiweißreiche Lebensmittel in kleinen Mengen.**
- **Süßen Sie vorsichtig. Weichen Sie auf Süßstoffe aus.**
- **Halten Sie Maß beim Alkohol.**
- **Geizen Sie mit Fett.**

Die richtige Ernährung

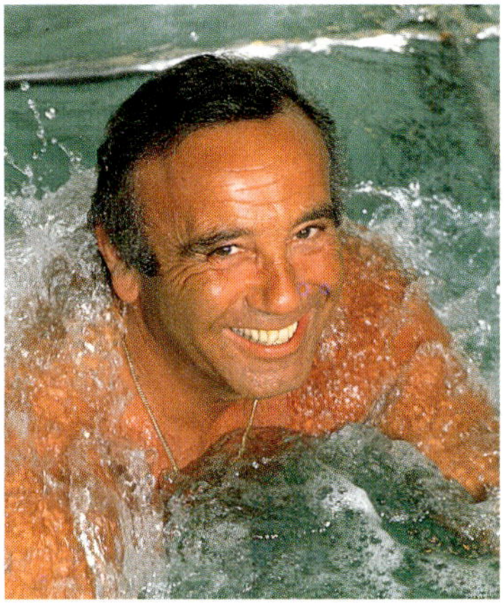

Regelmäßiges Schwimmen hilft, überflüssiges Fett abzubauen.

Wer muß abnehmen?

Experten sagen, daß die meisten Typ-II-Diabetiker gesund wären, wenn sie ein paar Kilogramm weniger auf die Waage bringen würden. Das leuchtet ein, denn jedes zusätzliche Gramm Körperfett beansprucht mehr Insulin. Doch wo die Grenze der Kilos liegt, ist vielen Erkrankten nicht klar. Wissenschaftler haben inzwischen eine recht gute Methode entwickelt, um herauszufinden, ob ein Mensch fett oder mager ist. Man rechnet den Bodymass Index, abgekürzt BMI, aus. Dabei geht es nicht um Körpergewicht in Kilogramm, die folgende Formel liefert vielmehr eine Kennzahl für die Körpermasse:

$$\text{BMI} = \frac{\text{Gewicht}}{(\text{Größe})^2} \qquad \text{Beispiel:} \quad \text{BMI} = \frac{80\ \text{kg}}{(1{,}85\ \text{m})^2}$$

In unserem Beispiel ist ein Bodymass Index von 23 das Ergebnis. Typ-II-Diabetiker, deren BMI zwischen 19 und 25 liegt, brauchen nicht abzunehmen. Sie können im Rahmen der Ernährungsempfehlungen essen, was sie wollen, und brauchen sich über Kalorien keine Gedanken zu machen.

Menschen mit einem BMI ab 30 gelten als deutlich zu dick, vor allem wenn ein zusätzliches Gesundheitsrisiko wie Diabetes vorliegt. Hier heißt es, langfristig abzunehmen. Bewegen Sie sich viel und regelmäßig, verzichten Sie für eine Weile auf Alkohol und vor allem: Geizen Sie mit Fett!

Nie wieder eine Abmagerungskur! Hungern ist für Diabetiker gefährlich. Außerdem: Wer eine Kur macht, hört damit irgendwann wieder auf. Wer jedoch erfolgreich abnehmen möchte, verändert seine Lebensweise und seine Eßgewohnheiten.

Falls Sie für sich einen BMI von über 35 errechnen, wird es ernst. Dann brauchen Sie – über dieses Buch hinaus – eine ausgeklügelte kalorienarme Diät und fachliche Hilfe beim Abnehmen. Aber bitte keine Experimente! Am besten lassen Sie sich in anerkannten Spezialkliniken und medizinischen Zentren behandeln. Siehe dazu auch die Graphik auf der vorderen Umschlaginnenseite, in der Sie Ihren BMI-Wert ablesen können.

Werden Sie zum Genießer. Essen Sie nicht einfach aus einer Laune heraus nebenher, sondern machen Sie es wie ausgefuchste Feinschmecker: Gönnen Sie sich hin und wieder etwas Gutes, freuen Sie sich darauf, und lassen Sie es sich dann in aller Ruhe schmecken. Wer immer nur kontrolliert ißt, wird früher oder später unzufrieden und möchte um so lieber über die Stränge schlagen.

Mit Fett geizen

Beim übergewichtigen Typ-II-Diabetiker heißt die Diagnose oft zusätzlich »Hyperlipidämie«. Ein Zungenbrecher, der auf gut deutsch »zuviel Fett im Blut« bedeutet. Mit diesem Befund und der Empfehlung, beim Essen aufzupassen, verläßt mancher Diabetiker die Praxis des Arztes – und ist ratlos. Denn der wissenschaftliche Hintergrund ist kompliziert und für Laien nicht leicht zu verstehen.

Zuviel Fett im Blut

In der großen Chemiefabrik unseres Körpers, in der ständig Lebensmittel angeliefert, zerlegt und zu neuen Stoffen umgebaut werden, stimmt bei überhöhten Fettwerten im Blut die Balance nicht mehr. Einige Abteilungen des Körpers wurden dann schon über einen längeren Zeitraum zu knapp beliefert und andere überschwemmt. So auch beim Diabetes. Experten bestätigen, daß die meisten Typ-II-Diabetiker im Schnitt nur halb so viele Ballaststoffe und dafür etwa doppelt soviel Fett essen, wie sie sollten. Zuviel Fett auf dem Teller kann gerade bei einem Menschen mit entsprechender Veranlagung zu Störungen im Stoffwechsel führen. Übergewicht spielt dabei eine nicht zu unterschätzende Rolle. Immerhin liefert ein Gramm Fett mehr als doppelt so viele Kalorien oder Joule wie die anderen Nährstoffe. Man weiß aus vielen Untersuchungen, daß es oft ausreicht abzunehmen, und schon gehen die Fettwerte im Blut wieder auf ein normales Maß zurück. Dafür müssen die Pfunde übrigens gar nicht dramatisch dahinschmelzen, schon eine mäßige Abnahme bringt Erfolg – allerdings nur, wenn der Speisezettel dann auch langfristig umgestellt wird.

Harte Fette vermeiden

Beim Fett spielt die Zusammensetzung eine zentrale Rolle. Tierische Fette wie Lammfett, Rindertalg oder Milchfett (Butter) und feste Pflanzenfette wie z.B. Kokosfett, Brat- und Fritierfette schneiden schlecht ab. Der Grund: Ihr hoher Gehalt an gesättigten Fettsäuren macht dem Körper zu schaffen. Diese harten Fette treiben – im Übermaß genossen – den Fettspiegel im Blut nach oben.
Ungesättigte Fettsäuren dagegen, wie sie in flüssigen pflanzlichen Fetten (Ölen) reichlich vorkommen, regulieren den Fettstoffwechsel. Vor allem der einfach ungesättigten Ölsäure werden günstige Wirkungen zugeschrieben. Aber auch mehrfach ungesättigte Fettsäuren wie etwa die Linolsäure spielen eine sehr wichtige Rolle.

Flüssige Fette sind günstig

Die Blutwerte normalisieren sich, wenn im Essen höchstens ein Drittel gesättigte Fettsäuren enthalten sind und der Rest je zur Hälfte aus einfach und mehrfach ungesättigten Fettsäuren besteht. Ideal ist es deshalb, je zur Hälfte Öle mit hohem Anteil an Ölsäure (Olivenöl, Rapsöl und spezielle Reformöle) und Öle mit hohem Anteil an mehrfach ungesättigten Fettsäuren wie etwa Keimöl, Sonnenblumen- oder Sojaöl zu verwenden. Wechseln Sie bei Ihrer Ernährung die einzelnen Sorten.

WICHTIG

Bitte beim Öleinkauf beachten: Je zur Hälfte Öle mit hohem Anteil an Ölsäure (Olivenöl, Rapsöl und spezielle Reformöle) und Öle mit hohem Anteil an mehrfach ungesättigten Fettsäuren wie etwa Keimöl, Sonnenblumen- oder Sojaöl auswählen und diese Sorten wechseln.

Chemie im Körper

Essen Sie oft Seefisch, und würzen Sie mit jodiertem Salz, denn Jodmangel ist hierzulande weit verbreitet. Allgemeine Trägheit, ja sogar eine Verzögerung von Verdauung und Darmtätigkeit sind Folgen des Jodmangels.

Fettsäuren heißen die Moleküle, aus denen vom Rindertalg bis zum Olivenöl jedes Fett besteht. Wie so häufig in der Chemie des Körpers ist auch hier das Motto: »Kleine Ursache, große Wirkung.« Winzige Unterschiede in der Struktur eines Moleküls geben den Ausschlag, wie der Körper mit der Fettsäure umgeht, ob er sie gut verwerten kann oder auf Halde legen muß. Man unterscheidet die Fettsäuren nach den Verbindungen zwischen ihren einzelnen Atomen, den sogenannten Doppelbindungen. Hat eine Fettsäure keine solche Doppelbindung, ist sie gesättigt. Hat sie nur eine, nennt man sie einfach ungesättigt, besitzt sie mehrere, sagt man, daß sie mehrfach ungesättigt ist.

Fisch auf den Tisch

Der Grundumsatz ist die Energieproduktion, die zur Erhaltung aller grundlegenden Körperfunktionen in völliger körperlicher Ruhe benötigt wird, z. B. Durchblutung, Herzschlag, Atmung.

Wunderbar, wenn Sie gern Fisch essen. Seefische gehören zu den wenigen Lebensmitteln, die viel Jod liefern. Der maritime Mineralstoff ist unentbehrlich für die Funktion der Schilddrüse und reguliert über Hormone viele Stoffwechselvorgänge. Die Folgen eines Jodmangels sind gerade für Typ-II-Diabetiker unangenehm: Alle Lebensprozesse werden langsamer, der Grundumsatz sinkt, und das Körpergewicht steigt. Neben hochwertigem Eiweiß und Jod hat Seefisch noch mehr zu bieten: Eine Portion Makrele, Hering oder Lachs, zweimal die Woche auf den Tisch gebracht, hilft dabei, den Fettstoffwechsel zu regulieren und Herzinfarkt und Arteriosklerose (Gefäßverkalkung) vorzubeugen. Was sonst nur in pflanzlichen Lebensmitteln steckt, ist im Fett dieser Fische ebenfalls reichlich vorhanden: essentielle Fettsäuren, die der Körper selbst nicht herstellen kann. Insbesondere die von den Fettforschern Omega-3-Fettsäuren genannten Komponenten tragen dazu bei, die Gefäße zu schützen und das Blut flüssig zu halten.

Übersicht der Fettsäuregehalte gängiger Fette

Flüssige Fette/Öle: Fettsäuren in Gramm pro 100 Gramm

	Gesättigt	Einfach ungesättigt	Mehrfach ungesättigt	Kilokalorien
Distelöl	8,9	11,8	74,4	879
Leinöl	10,0	18,2	67,0	879
Maiskeimöl	14,7	25,5	55,3	883
Olivenöl	14,6	71,2	9,3*	881
Rapsöl	7,7	55,1	31,9*	875
Sojaöl	14,0	23,8	61,0	871
Sonnenblumenöl	11,5	22,3	61,4	882
Spezialöl »Heiße Küche«	8,0	77,0	6,0*	819
Walnußöl	10,8	16,2	68,2	879
Weizenkeimöl	16,2	17,2	61,4	879

Feste Fette: Fettsäuren in Gramm pro 100 Gramm

	Gesättigt	Einfach ungesättigt	Mehrfach ungesättigt	Kilokalorien
Butter	50,5	25,8	3,1	741
Fritierfett	44,4	37,8	13,4	883
Gänseschmalz	26,8	58,1	10,7*	883
Halbfett-Butter	24,2	12,0	1,5	382
Hühnerfett	27,8	45,1	22,6*	883
Kokosfett	85,9	6,0	1,4	878
Margarine	20,3	36,7	19,4	709
Diätmargarine	19,4	15,6	41,8	709
Diäthalbfettmargarine	9,5	7,8	20,9	362
Mayonnaise (80% Fett)	11,0	19,6	49,7	753
Mayonnaise (50% Fett)	7,0	18,0	10,4	482
Rinderfett	41,0	48,4	3,0	861
Schweineschmalz	40,0	45,2	10,8	882

Die mit *versehenen Öle besitzen ein besonders günstiges Fettsäuremuster und eignen sich gut zum Kochen und Braten.

Essen Sie möglichst wenig Fett, weil überschüssige Fettkalorien direkt in die Polster befördert werden. Wer abnehmen möchte, sollte für eine Weile mit einer 200- oder 300-Kalorien-Portion pro Tag auskommen.

Grau ist alle Theorie

Wenn es heißt, höchstens 30 Prozent der Kalorien dürfen vom Fett stammen, fragt man sich, wie das wohl in der Praxis aussieht. Noch komplizierter scheint die Empfehlung, daß davon etwa je ein Drittel aus gesättigten, einfach und mehrfach ungesättigten Fettsäuren bestehen soll. Wie das auf dem Teller aussieht, zeigt ein Beispiel. Gehen wir von einem erdachten Probeesser aus, der einen recht gängigen Tagesbedarf von rund 2000 Kilokalorien hat. Er darf davon 30 Prozent, also 600 Kilokalorien in Fett anlegen. Bei Fleisch- und Milchprodukten hält er sich an die mageren Sorten; deshalb reichen 200 Kilokalorien für die sogenannten versteckten Fette, die allerdings einen erheblichen Anteil an gesättigten Fettsäuren enthalten. Übrig bleiben also 400 Kilokalorien. Die müssen zum Kochen, Braten, Backen und zum Bestreichen seiner Brote ausreichen (siehe auch Seite 91 ff.).

Sichtbare Fette als Tagesportionen

400 Kilokalorien

10 g Sonnenblumenöl
20 g Mayonnaise 50% Fett
20 g Diätmargarine
20 g Crème fraîche

oder

20 g Sahne
10 g Schweineschmalz
20 g Distelöl
20 g Diäthalbfettmargarine

oder

20 g Fritierfett
20 g Distelöl
10 g Mayonnaise 50% Fett

300 Kilokalorien

20 g Diätmargarine
10 g Distelöl
10 g Olivenöl

oder

10 g Créme fraîche
20 g Diäthalbfettmargarine
10 g Mayonnaise 80% Fett
10 g Rapsöl
5 g Sonnenblumenöl

oder

20 g Kaffeesahne
10 g Margarine
10 g Walnußöl
10 g Mayonnaise 50%
10 g Sojaöl

200 Kilokalorien

20 g Mayonnaise 50% Fett
10 g Distelöl
10 g Diäthalbfettmargarine

oder

10 g Leinöl
10 g Mayonnaise 80% Fett
15 g Schlagsahne

oder

20 g Kaffeesahne
10 g Diätmargarine
10 g Sojaöl

Die große Neuerung: Kohlenhydrate zum Sattessen

Was früher abgezählt und kalkuliert wurde, ist jetzt freigegeben: Typ-II-Diabetiker sollen nach den neuen Richtlinien von 1995 mehr als die Hälfte (50 bis 60 Prozent) ihres Energiebedarfs (Kalorienbedarfs) durch Kohlenhydrate decken. Bei einem Bedarf von 2000 Kilokalorien pro Tag heißt dies, der Diabetiker soll 1000 bis 1200 Kilokalorien in Kohlenhydraten anlegen. Das entspricht 250 bis 300 Gramm reinen Kohlenhydraten. Wer noch mit den veralteten Broteinheiten oder Berechnungseinheiten (BE) kalkuliert, hat in diesem Fall ein Budget von 21 bis 25 BE. Weil Kohlenhydrate satt machen und Energie liefern, aber fast nicht in die Fettpolster wandern, werden sich viele Diabetiker durch diese Neuerung wohler fühlen und besser satt werden. Allerdings unterscheiden sich die kohlenhydratreichen Lebensmittel erheblich in ihrer Wirkung auf den Blutzucker.

Nicht allein die Menge macht's. Bei Kohlenhydraten kommt es auch auf die Blutzuckerwirkung an.

Der glykämische Index

Einige Lebensmittel wie etwa Weißbrot baut unser Verdauungssystem in so kurzer Zeit ab, daß der Blutzuckerspiegel hochschnellt. Andere Speisen zerlegen die Verdauungssäfte erst nach und nach. Dann geht der darin enthaltene Traubenzucker (Glukose) entsprechend gemächlich und gleichmäßig ins Blut über und hält lange vor. Kohlenhydrate haben also – je nachdem, in welchem Lebensmittel sie stecken – unterschiedliche Wirkungen auf Blutzucker und Insulinausschüttung. Deshalb ist es für Typ-II-Diabetiker sinnvoll, Lebensmittel danach auszusuchen. Im Alltag heißt das: Essen Sie sich hauptsächlich an Gemüse, Hülsenfrüchten, Getreide, Vollkornbrot und Obst satt. Der glykämische Index dieser Lebensmittel liegt unter 60 (siehe folgende Tabelle).

Glykämischer Index verschiedener Lebensmittel					
Index	Zucker	Getreide-produkte	Stärke-produkte	Obst/Gemüse	Sonstige
100	Glukose/ Traubenzucker				
100–80	Maltose/ Malzzucker	Sehr helles Brot, Knäckebrot, Cornflakes, Bier, Popcorn	Schnellkochreis, Bratkartoffeln, Kartoffelpüree	Zuckermais	Brot, Honig
80–60	Saccharose/ Kristallzucker	Graubrot, Roggenbrot (fein), Kekse, Müsli mit Zucker, Schokoriegel	Naturreis, gekochte Kartoffeln	Melonen, Kürbisse, Bananen, Dörrobst, Mais, Rüben	Marmelade
60–40		Vollkornbrot, Pumpernickel, Müsli ohne Zucker, Haferflocken	Vollkornreis, Teigwaren	Äpfel, Orangen, Erbsen, rote Bohnen	Frischer Fruchtsaft (ohne Zucker), Milch
40–20		Grobes Schrotbrot, ballaststoff-reiches Müsli ohne Zucker	Vollkorn-teigwaren	Frisches Obst, trockene Hülsenfrüchte	Marmelade ohne Zucker, Milchprodukte, Eis
20–0	Fruktose/ Fruchtzucker			Frisches Gemüse, Soja, Erdnüsse	

Lebensmittel mit hohem glykämischen Index (60 bis 100), wie etwa Weißbrot, Kartoffelpüree, Haushaltszucker oder weißen Reis, bauen Sie besser in kleineren Mengen wohldosiert in Ihre Mahlzeiten ein. Zusammen mit etwas Fett und Ballaststoffen aus anderen Zutaten bleibt der Anstieg des Blutzuckers geringer, weil das komplette Essen den Magen nicht so schnell verläßt und die Verdauungsenzyme mehr zu tun haben als bei der puren Zutat.
Vom Zucker hieß es lange, er sei der größte Dickmacher, verursache Diabetes und sei eigentlich sogar ein Schadstoff. Alles falsch. Heute weiß man, daß Süßes zum Übergewicht weniger beiträgt als Fettes. Zucker ist nicht mehr verboten, aber weiterhin mit Vorsicht zu genießen. Am besten ist es, die süßen Sachen in die Mahlzeit einzubauen oder als Dessert am Schluß zu essen.

Ältere Diabetiker sind manchmal mit den Mineralstoffen Magnesium, Kalzium und Zink schlecht versorgt. Dann kann es gut sein, für eine Weile entsprechende Präparate aus der Apotheke zu nehmen.

Gemüse und Obst: Bunter Teller mit Heilkraft

Gemüse und Früchte sind gesund! Das wußten wir zwar schon immer, doch jetzt können Wissenschaftler erklären, warum das so ist. Sie fanden heraus, daß Menschen, die täglich viel Gemüse und Obst essen, weniger oft an Herz- und Kreislaufkrankheiten leiden. Neben so altbekannten Fitmachern wie Vitaminen, Mineral- und Ballaststoffen spielen dabei vor allem natürliche Pflanzenfarbstoffe eine Rolle. Sie können vor chronischen Krankheiten schützen, indem sie die Zellen vor Schäden bewahren. Flavonoide und Karotinoide – so heißen die gelblichen und rötlichen Naturfarben – finden sich nicht nur in Möhren, Tomaten und Paprikaschoten, sondern auch in grünen Blattgemüsen, Äpfeln, Zwiebeln und vielen anderen Gemüse- und Obstsorten. Wer also fit bleiben möchte, bringt möglichst täglich mit Salaten, knackigen Gemüsegerichten und frischem Obst Farbe ins Menü.

Gemüse macht fit

Ballaststoffe verzögern die Aufnahme von Kohlenhydraten und verhindern somit Blutzuckerspitzen.

In fast allen Gemüsesorten stecken neben den unlöslichen Faserstoffen auch lösliche Ballaststoffe und andere Substanzen, die helfen, den Fettstoffwechsel zu regulieren. Wissenschaftler bescheinigen einer Ernährungsweise mit reichlich Gemüse und Obst noch weitere Vorzüge: Gemüseliebhaber essen automatisch weniger tierische Lebensmittel, weniger Fett und damit weniger Energie, also Kalorien. Und sie werden dabei angenehm satt.
Obwohl unsere Verdauungssäfte die großen Moleküle aus Getreide und Gemüse nicht recht kleinkriegen, wären wir ohne sie schlecht dran. Denn Ballaststoffe füllen den Teller und regulieren unser Sättigungsgefühl. Sie quellen und verzögern so die Aufnahme von Kohlenhydraten. Weil sie den Darm auspolstern, befördern sie Cholesterin und krebserregende Substanzen schneller aus dem Körper. Durch eine sanfte Massage der Schleimhäute aktivieren sie das im Darm angesiedelte Immunsystem und halten es fit.

Tip

Bevorzugen Sie bei Restaurantbesuchen mediterrane oder asiatische Küchen, denn dort gibt es reichlich Gemüse. Trinken Sie tagsüber keinen Alkohol, und wählen Sie abends zum Essen lieber Wein als Bier und Schnaps.

Tips für jeden Tag

Broteinheiten kommen aus der Mode

Jahrzehntelang zählten Typ-II-Diabetiker die ihnen vom Arzt oder von der Diätfachkraft vorgeschriebene Menge an Kohlenhydraten in BE. Hinter der Abkürzung steckte früher der Begriff »Broteinheit«, heute Berechnungseinheit genannt.
Weil ab jetzt mit Kohlenhydraten nicht mehr geknausert werden muß und dafür ballaststoffreiche Lebensmittel im Vordergrund stehen, wird die BE von Experten nicht mehr benutzt. Die europäischen Behörden haben sie offiziell abgeschafft. Deshalb finden Sie in Zukunft auf verpackten Le-

bensmitteln keine BE-Angaben mehr, sondern nur eine Angabe von Kohlenhydraten und Ballaststoffen in Gramm. Falls Sie sich an das Rechnen mit BE gewöhnt haben, können Sie sie für den Hausgebrauch natürlich weiter benutzen. Die Angaben auf der Verpackung rechnen Sie folgendermaßen um:

- 12 Gramm Kohlenhydrate entsprechen 1 BE.
  Also müssen Sie die auf der Verpackung in Gramm angegebene Menge Kohlenhydrate durch 12 teilen.

In Ostdeutschland und einigen europäischen Ländern wurde und wird mit den sogenannten Kohlenhydrateinheiten (Abkürzung KHE) von jeweils 10 Gramm Kohlenhydraten gerechnet.

Diabetiker brauchen regelmäßige Mahlzeiten. Insulinpflichtige müssen sogar buchstäblich auf die Uhr schauen und die Zeiten genau einhalten, weil die Insulindosis auf die Kohlenhydratmenge abgestimmt wird.

Diabetikerprodukte mit Vorsicht auswählen

Fruchtzucker, Sorbit, Xylit und Isomalt heißen die süßen Stoffe, die bisher für Diabetikersüßmittel und Diätprodukte verwendet werden. Sie lassen zwar den Blutzuckerspiegel

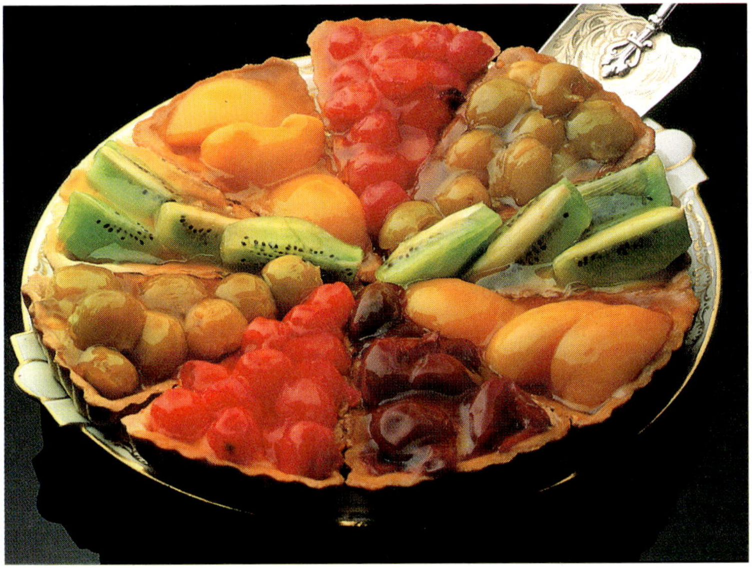

Sie dürfen sich in Zukunft auch einmal ein ganz normales Stück Kuchen gönnen – ohne ein schlechtes Gewissen dabei haben zu müssen.

nicht oder nur schwach ansteigen, doch ungehemmt zugreifen sollten übergewichtige Diabetiker bei diesen süßen Produkten keinesfalls. Denn der vielbenutzte Fruchtzucker liefert genau wie Haushaltszucker 4 Kilokalorien (17 Kilojoule) pro Gramm. Sorbit, Xylit und Isomalt fallen immerhin noch mit 2,4 Kilokalorien (10 Kilojoule) pro Gramm ins Gewicht. Günstiger als üblicher Zucker sind diese kalorienhaltigen Zuckeraustauschstoffe nach Aussage vieler Wissenschaftler für den Stoffwechsel des Diabetikers nicht. Fruchtzucker (Fruktose) hat sogar Nachteile. Wird die Menge zu groß, steigen die Blutfettwerte.

Halten Sie Ausschau nach fettarmen und ballaststoffreichen Produkten. Ab 1996 – so will es das europäische Recht – stehen die Nährwerte noch deutlicher als bisher auf der Verpackung.

Lassen Sie sich also nicht von Werbung und schönen Verpackungen zu fett- und kalorienreichen Kuchen, Keksen, Konfitüren, Marzipan und Pralinen verführen. Die Aufschrift »geeignet für Diabetiker« entlastet zwar vielleicht im Moment Ihr Gewissen, doch nicht Ihre Waage. Natürlich sind Süßigkeiten nicht verboten, nach den neuen Richtlinien sogar weniger denn je. Wer also gern Süßes ißt, sollte ruhig hin und wieder ein Stück Kuchen oder Schokolade in den Speiseplan einbauen. Doch es muß kein gekauftes Diätprodukt sein. Gönnen Sie sich ruhig ein ganz normales Stück Kuchen – mit dem üblichen Haushaltszucker und einem guten Fett gebacken.

Süßstoff spart Kalorien

Wer Süßes liebt und gern abnehmen möchte, sollte zu Süßstoffen greifen. Sie können sie problemlos beim Kochen und zum Süßen von Getränken verwenden, denn die synthetische Süße hat keinen Einfluß auf den Blutzucker und liefert auch (fast) keine Energie. Falls Sie beim Einkaufen in der Zutatenliste auf der Verpackung nachsehen möchten: Die bekanntesten Süßstoffe sind Saccharin, Cyclamat, Aspartam und Acesulfam K.

Bewegung tut gut

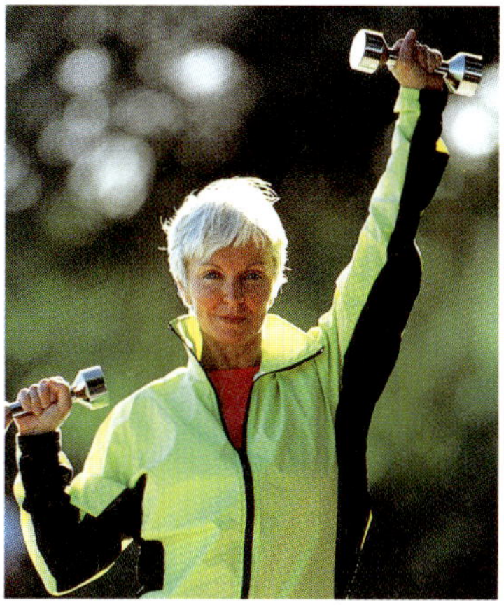

Wer schlecht zu Fuß ist, kann die Muskeln mit leichten Hanteln in Schwung bringen.

Muskeln wollen arbeiten

Leider sind Diabetiker eher gefährdet, an Gewicht zuzunehmen, als Menschen mit gesundem Stoffwechsel. Denn Insulin fördert die Wärmeentwicklung nach dem Essen; so wird ein Teil der aufgenommenen Energie ungenutzt abgegeben. Bei Diabetikern mit Insulinresistenz fehlt diese Möglichkeit, Kalorien loszuwerden.

Ein Trost: Bewegung hilft, diesen Nachteil auszugleichen und die Empfänglichkeit für Insulin zu steigern. Und: Bewegung hält die Pfunde in Schach. Wenn die Muskeln arbeiten, kommt der Stoffwechsel auf Touren, und überschüssiges Fett wird verbrannt. Langfristig treten Muskeln an die Stelle der Fettpolster und verbrauchen Energie. Der Körper wird schlanker, straffer und schöner. Dies gilt für uns alle, doch für Diabetiker geht es um mehr.

Diabetiker neigen eher zu Übergewicht als Menschen mit gesundem Stoffwechsel. Nur Bewegung hilft, diesen Nachteil auszugleichen und die Empfänglichkeit für Insulin zu steigern.

Bewegung ist heilsam

Es lohnt, nach der eigenen Lieblingssportart zu suchen. Doch überfordern Sie den untrainierten Körper nicht mit plötzlichen Anstrengungen. Wer Insulin nimmt oder andere Medikamente, sollte mit dem Arzt über die körperlichen Aktivitäten sprechen, weil mehr Kohlenhydrate verbraucht werden als sonst. Am besten ist es für alle Diabetiker, wenn sie sich ganz regelmäßig täglich bewegen und die Leistung nur langsam steigern.

Wenn Sporttreiben eigentlich nicht Ihre Sache ist, Sie keine Lust auf Vereine und Mannschaftsspiele haben, dann machen Sie sich statt dessen einfach auf den Weg – und zwar zu Fuß. Diesen »Sport« muß man nicht erlernen.

Wollen Sie den täglichen Streß abschütteln, Energie tanken und die Figur in Form halten, dann sollten Sie aktiv werden. Ideal sind Sportarten wie Gehen, Radfahren und Schwimmen, weil sie Sauerstoff in die Lungen bringen und das Herz trainieren.

Drei gute Gründe, sich in Bewegung zu setzen

1
Die Muskeln verbrauchen bei Bewegung mehr Glukose als in Ruhe – dadurch sinkt der Blutzuckerspiegel.

2
Körperliche Bewegung verbessert die Wirkung des Insulins: Der Zucker gelangt leichter in die Muskelzellen, um dort verbrannt zu werden.

3
Bewegung trainiert den Kreislauf und die beim Diabetiker besonders empfindlichen Blutgefäße.

Strammes Gehen

Amerikaner nennen kräftiges Spazierengehen Powerwalking und haben herausgefunden, daß es den Körper genauso gut in Form bringt wie Jogging. Doch Sie benötigen dafür etwas mehr Zeit – ideal wäre mindestens eine Stunde täglich. Berufstätige können beispielsweise das Auto stehenlassen und zur Arbeit gehen. Oder Sie planen beim Arbeitsweg eine entsprechend lange Gehstrecke bei der Benutzung von Bus oder Bahn mit ein. Hausfrauen nutzen die Einkaufsrunde für das tägliche Training, und wer bereits Rentner ist, hat es doppelt gut: Er kann sich die schönsten Gehstrecken im Grünen aussuchen.
Sie »gehen« richtig, wenn Sie zügig ausschreiten und dabei etwas ins Schwitzen geraten. Darüber hinaus ist jedes Mittel recht, sich in Schwung zu bringen. Verzichten Sie auf den Fahrstuhl, und benutzen Sie lieber die Treppe – auch wenn es anfangs schwerfällt. Wandern, schwimmen, rudern oder joggen Sie. Nehmen Sie das Rad, oder arbeiten Sie im Garten. Wenn die Beine nicht mehr so recht mitmachen, kaufen Sie sich ein paar kleine Hanteln, und lassen Sie sich von Physiotherapeuten oder Heilgymnasten zeigen, welche Übungen Sie damit am besten machen.

Regelmäßige Bewegung

Falls Ihnen nichts einfällt, wie Sie Ihre Muskeln zum Arbeiten kriegen könnten, lohnt oft ein Anruf bei der zuständigen Krankenkasse. Nahezu überall gibt es Fitneßangebote für jede Alters- und Leistungsgruppe.
Die einzige Bedingung ist: Tun Sie regelmäßig etwas! Dann gewöhnt sich der Körper an die Aktivität, und der Blutzucker reguliert sich mit der Zeit.

Nehmen Sie sich die nötige Zeit, die für Sie richtige Sportart zu finden.

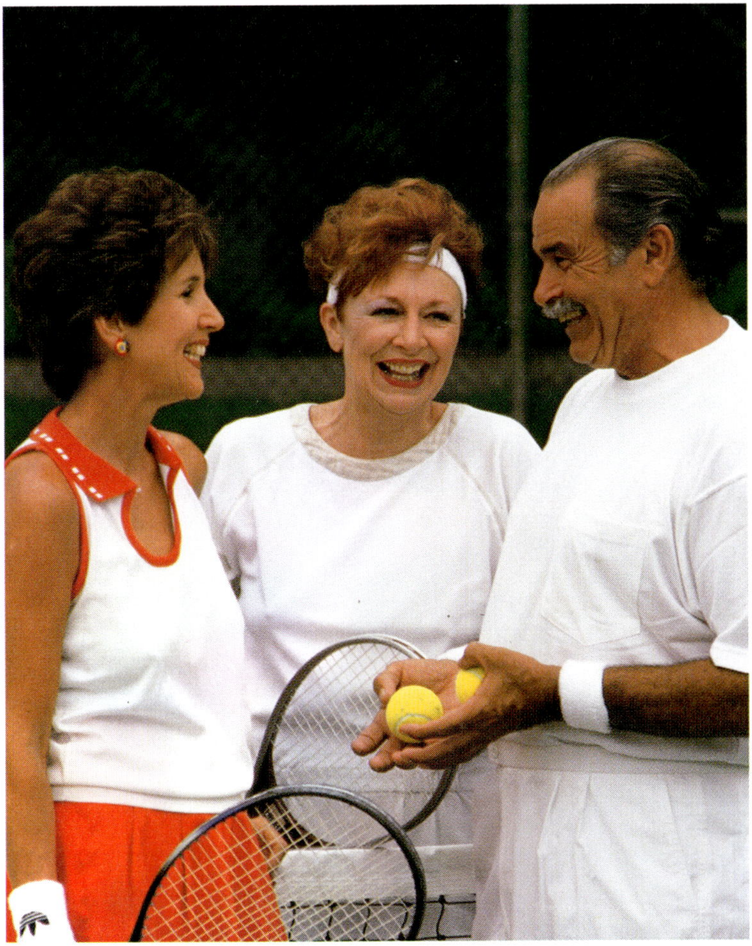

Schön, wenn bei Spielsportarten wie Tennis Bewegung, Zeitvertreib und Unterhaltung mit Gleichgesinnten zusammenkommen.

Was tun bei Unterzuckerung?

Wichtig

Für alle Fälle sollten Sie ein Täfelchen Traubenzucker (Glukose bzw. Dextrose) in der Tasche haben und es beim ersten Anzeichen einer Unterzuckerung sofort essen. Bonbons, Obstsaft, süße Limonade oder Cola-Getränke helfen ebenfalls.

Rutscht der Blutzucker auf Werte von 50 mg/dl oder noch darunter, ist im Verhältnis zur aufgenommenen Menge von Kohlenhydraten zuviel Insulin im Blut. Ärzte nennen diesen Zustand Hypoglykämie (Unterzucker). Entweder Sie haben sich (beim Sport?) ungewohnt viel bewegt, also viel Glukose verbraucht, aber dabei zuwenig Kohlenhydrate konsumiert, oder Sie haben zu spät etwas gegessen. Falls Sie blutzuckersenkende Medikamente nehmen, war die Dosis zu groß. Dasselbe gilt für Insulin.

- Warnzeichen für eine Unterzuckerung sind: Schwäche, Schweißausbrüche, Heißhunger, Kribbeln in den Lippen und Herzjagen.

Reichlich trinken

Wer fit bleiben will, darf das Trinken nicht vergessen. Rund zwei Liter sollen es täglich sein.

Alles fließt, jedenfalls im Inneren unseres Körpers. Ohne Flüssigkeit kämen weder Energie in die Muskeln noch Vitamine oder Mineralstoffe in die Zellen. Die Nieren brauchen Wasser für ihre Entgiftungsarbeit. Und ohne die kühlende Wirkung des Schwitzens würde unser Körper beim Sport oder bei der Gartenarbeit schnell »heißlaufen«. Zwar überlebt ein gesunder Mensch problemlos einen Monat ohne Essen, doch schon nach wenigen Stunden ohne Flüssigkeitszufuhr fühlt er sich schlapp. Wer wenig trinkt, muß sich über Gedächtnislücken und Konzentrationsschwäche nicht wundern. Doch es gibt Menschen, die das Trinken völlig vergessen und sich dann erstaunt fragen, warum es ihnen schlechtgeht. Vor allem ältere Menschen fühlen oft selbst dann keinen Durst, wenn dem Körper längst eine Menge Flüssigkeit fehlt. Deshalb: Auch wenn der Durst nicht groß ist, rund zwei Liter Flüssigkeit pro Tag trinken. Günstig sind neben der gewohnten Tasse Schwarztee oder Kaffee vor allem Mineralwasser, Kräutertees und verdünnte Fruchtsäfte.

Leichter kochen, besser essen

Genießen und abnehmen

Auch wenn Sie als Diabetiker etwas zu rundlich sind, sollten Sie regelmäßig und mit Appetit essen. Extremes Kaloriensparen schadet Ihnen und bringt auf die Dauer nichts. Schnell heruntergehungerte Pfunde sind nämlich, wenn man die Hungerkur beendet hat, ganz rasch wieder da.
Essen Sie sich lieber richtig satt! Die Betonung liegt auf »richtig«. D. h.: Sparen Sie mit Fett und Zucker. Lassen Sie sich dafür Gemüse, Salate, Hülsenfrüchte, Vollkornbrot, Getreidegerichte, Nudeln und Kartoffeln unbeschwert schmecken.

Fett ist nicht gleich Fett

Beim Umgang mit Fett brauchen Sie etwas Disziplin, vor allem weil fette Sachen so gut schmecken. Fett ist beim Kochen unentbehrlich und versteckt sich in vielen Lebensmitteln. Kein Wunder, daß wir unser Budget leicht überziehen. Doch man gewöhnt sich schneller, als man denkt, an die leichtere Küche. Nach einigen Wochen der Umgewöhnung empfindet man fette Gerichte plötzlich gar nicht mehr als köstlich gehaltvoll, sondern eher als belastend schwer.
Wer allerdings den Umstieg auf eine fettarme Küche betreibt, indem er beim Salat mit dem Öl geizt und sich die Diätmargarine aufs Brot kratzt, aber bei fetten Braten und Sahnetorten nicht widerstehen kann, macht die Sache falsch: Pflanzliche Fette mit einem hohen Anteil an ungesättigten

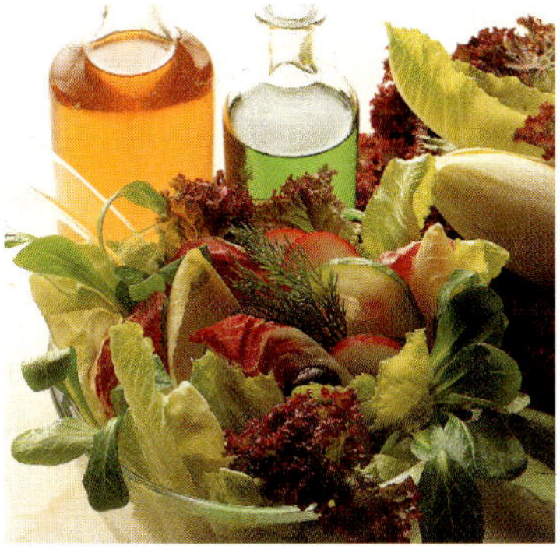

Üppige Salatportionen, mit gutem Öl angemacht, sollten oft auf dem Speisezettel stehen.

Lassen Sie sich beim Abnehmen nicht entmutigen! Eßverhalten zu ändern ist wirklich schwer – selbst für sehr disziplinierte Menschen – und braucht Zeit und Geduld.

Freuen Sie sich über jeden Tag, an dem es Ihnen gelungen ist, vernünftig zu essen. Ein kleiner Ausrutscher ist keine Katastrophe und bestimmt kein Anlaß, aufzugeben und wieder in alte Eßgewohnheiten zu verfallen.

Fettsäuren entlasten den Stoffwechsel. Sparen sollten Diabetiker bei den in Wurst, Käse, fetten Milchprodukten und Süßigkeiten versteckten tierischen Fetten und bei den ebenso ungünstigen harten Pflanzenfetten wie z. B. Kokosplattenfett oder harten Fritierfetten.
Bei der Nährwertberechnung der folgenden Rezepte haben wir dort, wo »Öl« angegeben ist und man am besten eine geschmacksneutrale Sorte verwendet, Rapsöl rechnerisch zugrunde gelegt. Doch es muß nicht unbedingt Rapsöl sein. Auf ein ähnlich günstiges Fettsäuremuster kommen Sie auch, wenn Sie beim Kochen, Braten und Backen beispielsweise abwechselnd Sonnenblumenöl und ein Olivenöl oder Keimöl und ein Spezialöl (mit hohem Gehalt an einfach ungesättigten Fettsäuren) aus dem Reformhaus verwenden.

Den Teller gut füllen

Am einfachsten gelingt die Veränderung der Eßgewohnheiten, wenn man sich nichts verbietet oder abzieht, sondern etwas zusätzlich genehmigt. So sollten Sie zusätzlich zum Gewohnten zu jeder Mahlzeit Obst oder Gemüse essen. Morgens und zwischendurch frische Früchte, zum Mittag- und Abendessen Salate und knapp gegarte Gemüse einplanen. Dann schrumpfen die Portionen der weniger günstigen tierischen Lebensmittel ganz von selbst auf das richtige Maß.

Ungewohnte Sachen

Wenn Sie sich die folgenden Rezepte anschauen, wird Ihnen vielleicht manche Zutat ungewohnt erscheinen. Geben Sie sich einen Ruck, und probieren Sie die Ihnen neuen Lebensmittel aus. Die meisten – wie etwa Haferkleie, Sojamehl und -kerne, Biobin und Shiitake-Pilze – besitzen Inhaltsstoffe mit gesundheitsfördernder Wirkung und sind speziell für den Stoffwechsel eines Typ-II-Diabetikers günstig.

Oft reichen kleine Veränderungen

Wer gern Milch trinkt, ringt sich vielleicht zu einer fettarmen Sorte durch. Sie können die fettarme sogar anfangs mit der gewohnten 3,5prozentigen Milch mischen, bis Sie sich an den »leichteren« Geschmack gewöhnt haben. Magerquark und -joghurt werden durch ein Löffelchen Sojamehl und längeres Rühren cremiger. Dann fällt das Fettsparen leicht.

Essen Sie gern belegte Brote? Dann wählen Sie eine Brotsorte mit hohem Gehalt an Vollkorn oder eine ballaststoffangereicherte Sorte und schneiden etwas dickere Scheiben als vorher. Streichfett spart sich leichter mit einer Halbfettmargarine oder -butter. Und den Belag kann man nach und nach etwas dünner auftragen. Das Ganze schmeckt trotzdem saftig und würzig, wenn ein Salatblatt oder Tomatenscheiben zwischen Aufschnitt und Brot gelegt werden.

Ein Gläschen Wein ist erlaubt

Vor kurzem bewiesen Wissenschaftler, daß Wein hilft, das »gute« HDL-Cholesterin zu heben, und damit günstig auf den Fettstoffwechsel einwirkt. Der Grund liegt nicht nur im Alkohol. Vor allem sind es Pflanzenstoffe (Phenole aus dem Rotwein), die den Fetthaushalt günstig beeinflussen. Ein bis zwei Gläschen zum Essen (maximal ein Viertelliter) können also günstig wirken. Diabetiker, die blutzuckersenkende Medikamente (Sulfonylharnstoffe) oder Insulin nehmen, sollten sich Alkoholisches – auch in sehr kleinen Mengen – immer nur zusammen mit einer kohlenhydrathaltigen Mahlzeit gönnen, sonst droht Unterzuckerung. Bei größeren Mengen Wein – und auch bei anderen alkoholischen Getränken – treten die Nachteile des Alkohols in den Vordergrund. Reichlicher Alkoholkonsum liefert zusätzliche Kalorien und belastet die oft bereits angeschlagenen Nieren und die Leber.

Verzichten Sie nicht auf Ihre Lieblingsgerichte, sonst verschenken Sie ein Stück Lebensfreude. Besser, Sie genießen die guten Sachen in Maßen und ganz bewußt.

Frühstück

Jeder Mensch ist in der Art, sich zu ernähren, anders und unverwechselbar. Deshalb können festgelegte Speisepläne auf die Dauer nur frustrieren. Überlegen Sie sich lieber, welche alten Eßgewohnheiten Sie ablegen wollen, und fangen Sie erst einmal mit einer einzigen Änderung im Speiseplan an.

Gewohnheiten ändern

Die meisten von uns trennen sich ungern von ihren Frühstücksgewohnheiten. Doch wer gern gutbelegte Brote mit reichlich Butter ißt, verbraucht bereits beim Frühstück eine große Portion tierische Fette. Überprüfen Sie, ob Ihr gewohntes Frühstück viel Fett enthält, und versuchen Sie – falls es der Fall sein sollte –, auf fettarme Wurst und Milchprodukte umzusteigen. Günstig ist es, wenn reichlich Ballaststoffe die enthaltenen Kohlenhydrate ergänzen. Für einige Diabetiker ist es vorteilhaft das Frühstück in zwei kleine Mahlzeiten zu teilen, also zuerst ein Brot und ein, zwei Stunden später ein Müsli oder umgekehrt. So bleibt der Blutzucker stabiler als mit einer großen Mahlzeit.

Müsli – nicht nur zum Frühstück

Ein gut zusammengestelltes Müsli versorgt den Körper mit hochwertigen Kohlenhydraten und liefert gleichzeitig reichlich lösliche und unlösliche Ballaststoffe, die dazu beitragen, den Blutzucker für längere Zeit stabil zu halten.
Wer sein Müsli mit fettarmen Milchprodukten und frischen Früchten wie etwa Äpfeln ißt, bleibt für lange Zeit satt und leistungsfähig, weil der Körper die Zutaten erst nach und nach aufschließt. Nuß- und Samenkerne liefern eine günstige Fettzusammensetzung und zusammen mit Getreideflocken eine große Portion hochwertiges Pflanzeneiweiß. Auch ist Müsli bequem, es ist im Nu angerührt und schmeckt morgens, mittags und abends gleich gut. Insulinbehandelten Diabetikern bekommt es gut, wenn sie eine kleine Portion Balancemüsli (Rezept siehe Seite 35) direkt vor dem Zubettgehen essen. Der hohe Gehalt an löslichen Ballaststoffen hilft, nächtliche Unterzuckerungen zu vermeiden.

Zum Selbermischen für den Vorrat

Balancemüsli

Zutaten für 25 Portionen à 50 g: *250 g kernige Haferflocken*
250 g feine Haferflocken • 200 g Gerstenflocken
50 g Milchzucker • 100 g Haferkleie • 100 g Weizenkleie
100 g geschrotete Leinsaat • 50 g Sonnenblumenkerne
50 g Kürbiskerne • 100 g geröstete Sojakerne

1

Beide Haferflockensorten, Gerstenflocken, Milchzucker, Hafer- und Weizenkleie mit Leinsaat in einer großen Schüssel mischen. Sonnenblumen- und Kürbiskerne grob hacken und zusammen mit den Sojakernen zufügen.

2

Alle Zutaten gut durchmischen und in festschließende Dosen oder Gefrierbeutel füllen.
Die Müslimischung kühl und dunkel aufheben, damit keine Nährstoffe verlorengehen und die Samenkerne nicht ranzig werden.

PRO PORTION

Energie (kJ/kcal):	765/183	**Fett, gesamt** (g):	6
Eiweiß (g):	8	davon Fettsäuren (g):	
Kohlenhydrate (g/BE):	25/2	• gesättigte:	1
• davon Zucker (g):	3	• einfach ungesättigte:	2
Ballaststoffe (g):	6	• mehrfach ungesättigte:	3

INFO

Das im Leinsamen mit etwa 30 Prozent reichlich vorhandene Fett (Leinöl) besteht zum größten Teil aus mehrfach ungesättigten Fettsäuren und hilft, zusammen mit dem auch vorhandenen Vitamin E den Fettstoffwechsel zu regulieren.

TIP

Falls kein kühler Raum vorhanden ist, lagern Sie den Müslivorrat am besten im Gemüsefach des Kühlschranks. Eine Portion für etwa eine Woche sollten Sie bei Zimmertemperatur aufheben, das Müsli schmeckt dann aromatischer.

Hafer – ein ideales Getreide für Diabetiker

Je weniger Fett ein Essen enthält, desto großzügiger können Sie Ihren Teller damit füllen.

Wer regelmäßig Hafer auf den Tisch bringt, kann mit einem deutlich günstigen Effekt auf den Fettstoffwechsel rechnen. Das liegt vor allem an seinem hohen Gehalt an löslichen Ballaststoffen, den sogenannten Beta-Glukanen. Besonders reich daran ist Haferkleie. Als einziges Getreide enthält Hafer nennenswerte Mengen Fett (etwa neun Prozent), was ihn kalorienreich, aber auch besonders wohlschmeckend macht. Haferfett ist reich an ungesättigten Fettsäuren, also wertvoll. Der hohe Gehalt des Hafers an B-Vitaminen kommt den Nerven des Diabetikers besonders zustatten. Darüber hinaus sind im Hafer fast alle wichtigen Mineralstoffe enthalten: Kalzium, Magnesium, Eisen, Mangan und Kupfer. Vor allem Magnesium ist wichtig, denn dieser Mineralstoff kann bei Diabetikern knapp sein.

Bei gestörtem Fettstoffwechsel sollten Sie Haferprodukte besonders oft einplanen. Die ballaststoffreiche Haferkleie können Sie in Eintöpfe, Quark, Joghurt oder Teige mischen. Wird Hafer mit Milchprodukten kombiniert, ist eine optimale Versorgung mit Eiweiß gesichert.

Leinsamen – ein Star unter den gesunden Lebensmitteln

In der auf Seite 35 vorgeschlagenen Müslimischung ist reichlich Leinsamen enthalten. Amerikanische Experten zählen die würzig schmeckenden Körnchen zu den wichtigsten unter den gesunden Lebensmitteln. Mit das Beste sind ihre unverdaulichen Bestandteile: Knapp 40 Prozent der goldbraunen Samenkörner zählen zum Ballast. Ein Teil davon, die Lignane, wirken im Körper ähnlich wie Hormone und fördern das Immunsystem. Außerdem quellen die Ballaststoffe im Verdauungstrakt und verlangsamen so die Aufnahme der Kohlenhydrate.

Kleines Müslifrühstück

Zutaten für 1 Portion: *2 EL Balancemüsli (ca. 25 g)*
100 ml Buttermilch • 1 kleiner Apfel • 2 EL fettarmer Joghurt

Das Müsli in eine kleine Schüssel geben, mit der Buttermilch mischen und etwas quellen lassen.

Den Apfel schälen und würfeln. Mit dem Joghurt zum Müsli geben und gut durchmischen.

PRO PORTION

Energie (kJ/kcal):	981/236	**Fett, gesamt** (g):	5
Eiweiß (g):	9	davon Fettsäuren (g):	
Kohlenhydrate (g/BE):	38/3	• gesättigte:	2
• davon Zucker (g):	21	• einfach ungesättigte:	1
Ballaststoffe (g):	6	• mehrfach ungesättigte:	2

TIP
Eventuell können Sie das Müsli mit etwas flüssigem Süßstoff nachsüßen.

Frühstücksbrot

Zutaten für 1 Portion: *1 dicke Scheibe Vollkornbrot (ca. 60 g)*
5 g Butter oder Margarine • 2 Salatblätter • 1 Scheibe fettarmer Käse (30%)

Das Vollkornbrot mit Butter bestreichen.

Mit den Salatblättern und dem Käse belegen.

PRO PORTION

Energie (kJ/kcal):	895/214	**Fett, gesamt** (g):	9
Eiweiß (g):	9	davon Fettsäuren (g):	
Kohlenhydrate (g/BE):	23/2	• gesättigte:	5
• davon Zucker (g):	1	• einfach ungesättigte:	3
Ballaststoffe (g):	5	• mehrfach ungesättigte:	1

TIP
Auch sparsam belegte Frühstücksbrote wie dieses liefern mehr Fett und weniger Ballaststoffe als Müsli.

Suppen und Eintöpfe

Eine Zeitlang hieß es, Suppen machen dick. Das Gegenteil stimmt: Wer die Mahlzeit mit einer leichten fettarmen Gemüsesuppe beginnt, hat bei dem vielleicht gehaltvolleren Hauptgericht nicht mehr soviel Appetit und kann somit Kalorien sparen.

Graupensuppe mit Bündner Fleisch

Zutaten für 4 Portionen: *1 Zwiebel • 1 Knoblauchzehe*
1 Möhre • 1 Stück Sellerieknolle (ca. 100 g) • 100 g Graupen
2 TL Öl • Salz • Pfeffer aus der Mühle • 1 Prise Muskat
1 1/2 l Fleisch- oder Gemüsebrühe (selbstgemacht oder Instant)
50 g Bündner Fleisch in Scheiben • 1 EL gehackte Petersilie

TIP

Gerstengraupen enthalten für Diabetiker besonders günstige lösliche Getreideballaststoffe.

1

Zwiebel, Knoblauch und Gemüse putzen und in sehr feine Würfel schneiden. Das vorbereitete Gemüse mit den Graupen in Öl andünsten. Mit Salz, Pfeffer und frischgeriebenem Muskat würzen. Anschließend die Brühe dazugießen.

2

Die Suppe bei milder Hitze 25 Minuten kochen. Das Bündner Fleisch in Streifen schneiden.

3

Die Suppe in tiefe Teller füllen, das Bündner Fleisch darauf verteilen und mit Petersilie bestreut servieren.

PRO PORTION

Energie (kJ/kcal):	623/149	**Fett, gesamt** (g):	4
Eiweiß (g):	7	davon Fettsäuren (g):	
Kohlenhydrate (g/BE):	22/2	• gesättigte:	1
• davon Zucker (g):	3	• einfach ungesättigte:	2
Ballaststoffe (g):	3	• mehrfach ungesättigte:	1

Einfache Fleischbrühe

Zutaten für 2 l (8 Portionen à 1/4 l):

1 kg Rinderknochen • 2 Markknochen • 1 Zwiebel • 1 Lorbeerblatt • 1 Bund Suppengrün • 1 Stückchen unbehandelte Zitronenschale • Liebstöckel • Jodsalz • Pfeffer aus der Mühle

1

Die Knochen beim Kauf zerkleinern lassen. Die ungeschälte Zwiebel halbieren und in einer trockenen Pfanne bräunen.

2

Rinderknochen, Lorbeerblatt und die Zwiebelhälften mit 2 l kaltem Wasser bedecken und mindestens 1 Stunde köcheln lassen.

3

Suppengrün putzen und zerkleinern. Das Gemüse zu den Knochen geben und 10 Minuten bei milder Hitze kochen.

4

Zitronenschale und einige Liebstöckelblätter zufügen und 5 Minuten in der Brühe ziehen lassen.

5

Die Brühe gründlich entfetten (siehe Seite 76) und durch ein feines Haarsieb gießen. Mit Salz und Pfeffer abschmecken.

Tip: Mit einer Einlage aus Nudeln, Pfannkuchenstreifen oder blanchierten Gemüsestreifen können Sie die Brühe auch als leichte Vorsuppe servieren.

PRO PORTION

Energie (kJ/kcal):	54/13	**Fett, gesamt** (g):	1
Eiweiß (g):	1	davon Fettsäuren (g):	
Kohlenhydrate (g/BE):	0/0	• gesättigte:	0
• davon Zucker (g):	0	• einfach ungesättigte:	1
Ballaststoffe (g):	0	• mehrfach ungesättigte:	0

TIP

Gut entfettet ist die einfache Fleischbrühe ideal zum Auffüllen von gebundenen Suppen, Saucen oder Eintöpfen – vor allem wenn man salzarm leben möchte, denn Fertigbrühen sind meist sehr salzig.

INFO

Die Brühe läßt sich in kleinen Portionen gut einfrieren.
Haltbarkeit: sechs Monate.

Leichte Gemüsesuppe

TIP
Leichte Suppen wie diese können Sie gut als Zwischenmahlzeit essen.

Zutaten für 4 Portionen: *2 Zwiebeln • 2 Zucchini (ca. 200 g)*
1 Möhre • 200 g Staudensellerie • 1 kleine Porreestange
2 TL Rapsöl • 1/2 l Brühe (selbstgemacht oder Instant)
1/4 l Gemüsesaft • 1 EL Pecorinokäse oder alter Gouda
1/2 Bund Petersilie

1

Zwiebeln schälen und würfeln. Zucchini und Möhre in feine Streifen schneiden. Sellerie und Porree putzen und in Ringe schneiden.

2

Zwiebelwürfel in heißem Öl glasig dünsten. Das vorbereitete Gemüse hinzufügen und etwa 5 Minuten bei kleiner Hitze braten.

3

Brühe und Gemüsesaft dazugießen. Die Suppe 3 Minuten kochen lassen, in Suppenteller füllen. Den Käse mit feingehackter Petersilie vermischen und auf die Suppe geben.

PRO PORTION

Energie (kJ/kcal):	323/78
Eiweiß (g):	4
Kohlenhydrate (g/BE):	6/1
• davon Zucker (g):	5
Ballaststoffe (g):	3
Fett, gesamt (g):	4
davon Fettsäuren (g):	
• gesättigte:	1
• einfach ungesättigte:	2
• mehrfach ungesättigte:	1

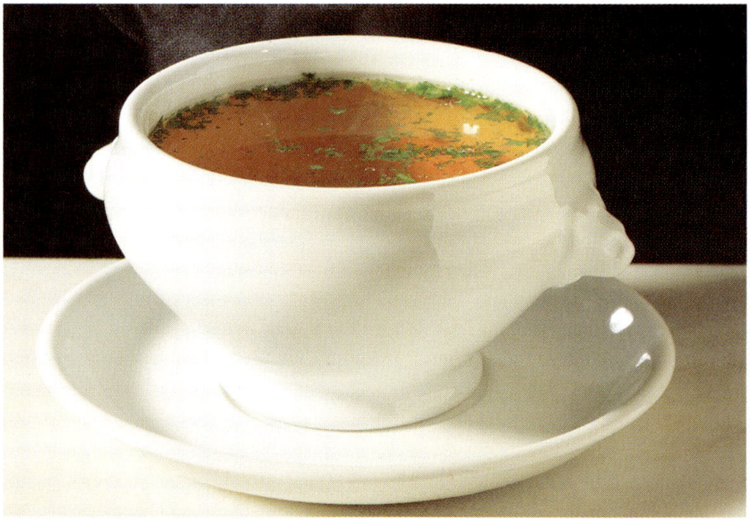

Eine klare Brühe ist ein guter Anfang einer Mahlzeit. Das Süppchen stillt den ersten Hunger auf leichte Art.

Gemüsesuppe mit Grünkern

Zutaten für 4 Portionen: *300 g Porree • 300 g Möhren*
250 g Sellerieknolle • 2 Zwiebeln • 1 Knoblauchzehe
400 g Kartoffeln • 2 TL Olivenöl • 75 g Grünkernschrot
1 l Brühe (selbstgemacht oder Instant) • 1 Lorbeerblatt
1 EL gehackte Petersilie

1

Porree, Möhren und Sellerie waschen, putzen und kleinschneiden. Zwiebeln und Knoblauch schälen und würfeln. Kartoffeln schälen und kleinschneiden.

2

Olivenöl in einem großen Topf erhitzen. Grünkern darin anrösten. Zwiebel und Knoblauch kurz mitdünsten.

3

Brühe und Lorbeerblatt zufügen. Den Grünkern in der Brühe bei milder Hitze 15 Minuten kochen. Das vorbereitete Gemüse und die Kartoffeln zufügen und weitere 15 Minuten garen. Die Suppe mit Petersilie bestreut anrichten oder eine Persillade (Rezept siehe unten) dazu reichen.

Pro Portion

Energie (kJ/kcal):	800/191	**Fett, gesamt** (g):	4
Eiweiß (g):	7	davon Fettsäuren (g):	
Kohlenhydrate (g/BE):	31/3	• gesättigte:	1
• davon Zucker (g):	7	• einfach ungesättigte:	2
Ballaststoffe (g):	9	• mehrfach ungesättigte:	1

Der Geheimtip: Die Persillade

Unkompliziert zubereitet besticht diese Kräutermischung durch intensives Aroma. Einfach einen Bund Petersilie und zwei Knoblauchzehen fein hacken. Mit der abgeriebenen Schale einer halben unbehandelten Zitrone mischen.

Tip

Eintöpfe sind nicht nur lecker und einfach zuzubereiten, Diabetikern bekommen sie auch sehr gut, weil man beim Kochen mit wenig Fett auskommt.

Minestrone – italienische Gemüsesuppe

Zutaten für 4 Portionen: *250 g Schnittbohnen • 1 Bund Suppengrün • 2 Zwiebeln • 2 Knoblauchzehen • 2 TL Olivenöl Pfeffer aus der Mühle • 1 l Fleischbrühe (selbstgemacht oder Instant) • 150 g gekochte weiße Bohnen (Dose) • 50 g Fadennudeln 2 Tomaten • 1 EL gehacktes Basilikum • 30 g Parmesan*

TIP

Wichtig für den Geschmack: Verwenden Sie frischgeriebenen guten Parmesan!

1

Bohnen und Suppengrün putzen und kleinschneiden. Zwiebeln und Knoblauch schälen und hacken.

2

Öl in einem Topf erhitzen, Zwiebeln und Knoblauch anbraten. Vorbereitetes Gemüse zufügen und andünsten.

3

Mit Pfeffer würzen und die Fleischbrühe dazugießen. Die weißen Bohnen abgetropft zugeben und bei milder Hitze 20 Minuten garen.

4

5 Minuten vor Ende der Garzeit die Fadennudeln zur Suppe geben. Tomaten würfeln und unterrühren. Anschließend die Minestrone mit dem gehackten Basilikum in eine Terrine füllen. Mit dem Parmesan bestreut servieren.

PRO PORTION

Energie (kJ/kcal):	769/184	**Fett, gesamt** (g):	6
Eiweiß (g):	11	davon Fettsäuren (g):	
Kohlenhydrate (g/BE):	21/2	• gesättigte:	2
• davon Zucker (g):	7	• einfach ungesättigte:	3
Ballaststoffe (g):	8	• mehrfach ungesättigte:	1

BESONDERS EINFACH

Frisches Gemüse mit Knoblauch und Kräutern in Wasser kochen. Mit etwas Olivenöl und geriebenem Käse servieren.

Gemüse richtig lagern

Bei Zimmertemperatur verliert Gemüse schnell an Frische und wird welk. Gleichzeitig verschwinden die luft- und lichtempfindlichen Vitamine. Dafür machen sich Fäulnisbakterien auf Blättern und Wurzeln breit, und der gute Geschmack geht verloren. Durch niedrige Temperaturen kann man diese Vorgänge für eine Weile aufhalten. Optimale Lagerbedingungen entstehen im Kühlschrank, wenn die Temperatur unter 5 °C liegt, der Regler also niedrig eingestellt ist. Frisch bleiben die unterschiedlichen Gemüse allerdings nur, wenn sie nach Sorten getrennt in Plastikbeutel oder Folie verpackt hineinkommen. Dann nämlich stellt sich innerhalb der Folie die notwendige hohe Luftfeuchtigkeit ein, und das Gemüse hält sich bis zu zehn Tage frisch. Ohne Verpackung trocknen gerade empfindliche Salate und Blattgemüse, aber auch Zucchini, Möhren, Rettiche und Radieschen schnell aus.

Optimale Lagerbedingungen sind entscheidend, um einen hohen Vitamingehalt des Gemüses zu sichern.

Tolle Hülsenfrüchte!

Linsen, Erbsen, Bohnen und Kichererbsen sind billig und ernähren weltweit Millionen von Menschen, vor allem weil sie wertvolles pflanzliches Eiweiß, reichlich gut sättigende Kohlenhydrate und bis zu 20 Prozent Ballaststoffe enthalten. Diese Kombination ist so günstig für den Blutzuckerspiegel, daß insulinspritzende Diabetiker bei ihrer Diät nur die Hälfte der Kohlenhydrate, die aus Hülsenfrüchten stammen, anrechnen müssen. Denn Hülsenfrüchte werden so langsam und gleichmäßig verdaut, daß der Blutzuckerspiegel weder übermäßig in die Höhe geht noch unvermittelt abfällt.
Solche Lebensmittel mit niedrigem glykämischen Index (siehe Seite 22) sind vor allem für Diabetiker wichtig, die abnehmen, aber nicht hungern wollen. Es gibt sogar Untersuchungen, die belegen, daß ein Teil der Hülsenfrüchte den Körper ungenutzt wieder verläßt.

Erbsensuppe

Zutaten für 4 Portionen: *200 g getrocknete Erbsen*
2 l Fleischbrühe (selbstgemacht oder Instant) • 2 Möhren
250 g Porree • 2 TL Öl • 500 g mehlige Kartoffeln • Salz
Pfeffer aus der Mühle • 50 g durchwachsener Speck, gewürfelt

INFO

Die Kohlenhydrate der Hülsenfrüchte sind aus langen Molekülketten aufgebaut, die zusätzlich so untereinander verknüpft sind, daß ein wirres Knäuel entsteht. Deshalb kann sie der Körper nur langsam in die Bausteine zerlegen. Die Folge: Der Zuckerspiegel steigt nur sacht an und bleibt lange stabil.

1

Erbsen am Vorabend in 1 l kaltem Wasser einweichen. Die abgetropften Erbsen mit der Brühe zum Kochen bringen und etwa 1 Stunde garen. Falls zuviel Flüssigkeit verkocht ist, etwas Wasser nachfüllen.

2

Möhren und Porree putzen und kleinschneiden. In heißem Öl andünsten und zu den Erbsen geben.

3

Die Kartoffeln schälen, dem Gemüse zufügen und 30 Minuten mitkochen. Die Suppe mit Salz und frischgemahlenem Pfeffer abschmecken.

4

Die Speckwürfel in einer beschichteten Pfanne bei kleiner Hitze knusprig ausbraten. Die Grieben aus dem Fett heben, auf Küchenpapier abtropfen lassen und in die Suppe geben.

PRO PORTION

Energie (kJ/kcal):	1224/293	**Fett, gesamt** (g):	7
Eiweiß (g):	17	davon Fettsäuren (g):	
Kohlenhydrate (g/BE):	40/3	• gesättigte:	2
• davon Zucker (g):	13	• einfach ungesättigte:	3
Ballaststoffe (g):	14	• mehrfach ungesättigte:	2

TIP

Wenn es schnell gehen muß, können Sie auch geschälte gelbe Erbsen verwenden, die keine Einweichzeit benötigen.

Bohnen- und Linseneintopf

Zutaten für 6 Portionen: *250 g getrocknete weiße Bohnen*
150 g getrocknete Linsen • 1 Lorbeerblatt • 1 TL Thymian
2 l Fleischbrühe (selbstgemacht oder Instant) • 1 Bund Suppengrün
2 TL Öl • 1 Knoblauchzehe • 1–2 EL Rotweinessig • Jodsalz
Pfeffer aus der Mühle

1
Bohnen und Linsen über Nacht (mindestens 12 Stunden) in kaltem Wasser getrennt einweichen.

2
Die abgetropften Bohnen, Lorbeerblatt und getrockneten Thymian in einen großen Topf geben und mit Brühe bedecken.
Etwa 1 Stunde kochen.

3
Das Suppengrün putzen, kleinschneiden und in einem Topf in heißem Öl andünsten. Zerdrückten Knoblauch zufügen.

4
Suppengrün und abgetropfte Linsen zu den Bohnen geben und weitere 30 Minuten garen. Mit Essig, Salz und Pfeffer abschmecken.

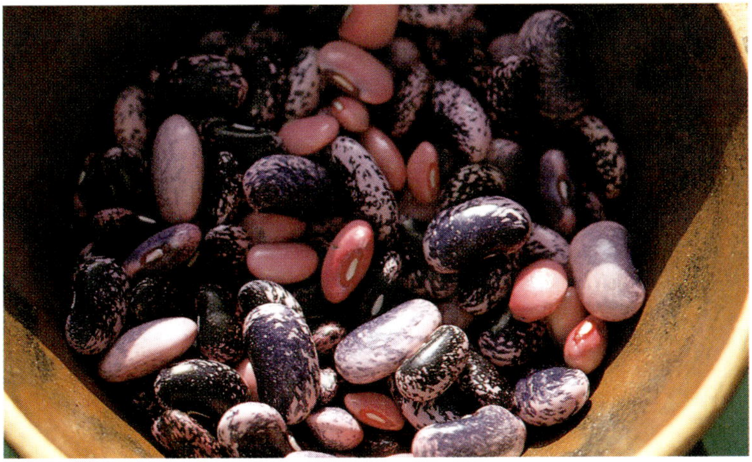

TIP

Diese Suppe können Sie mit Naturreis, Nudeln oder Kartoffeln als Einlage zu einem dicken, sättigenden Eintopf machen. Er schmeckt im Winter auch aufgewärmt sehr gut. Ohne Einlage läßt sich die Suppe vorzüglich einfrieren.
Haltbarkeit: drei Monate.

PRO PORTION

Energie (kJ/kcal):	954/228
Eiweiß (g):	17
Kohlenhydrate (g/BE):	32/3
• davon Zucker (g):	4
Ballaststoffe (g):	12
Fett, gesamt (g):	3
davon Fettsäuren (g):	
• gesättigte:	1
• einfach ungesättigte:	1
• mehrfach ungesättigte:	1

Anstelle der weißen Bohnen können Sie auch eine andere Bohnensorte für den Eintopf verwenden.

Kichererbseneintopf

Zutaten für 6 Portionen: *350 g Kichererbsen • 200 g Zwiebeln • 2–3 Knoblauchzehen • 1 Stange Porree • 1 mittelgroße Möhre • 1 Bund Petersilie • 2 TL Olivenöl • 200 g passierte Tomaten (Fertigprodukt) • Jodsalz oder Brühepulver (Instant) • Cayennepfeffer*

Tip
Wenn es einmal schnell gehen muß, können Sie auch Kichererbsen aus der Dose verwenden.

1
Die Kichererbsen über Nacht in reichlich kaltem Wasser einweichen. Dann abgießen und abspülen.

2
3/4 l frisches Wasser aufkochen, Kichererbsen zufügen und zugedeckt etwa 1 Stunde 15 Minuten bei milder Hitze kochen.

3
Inzwischen Zwiebeln und Knoblauchzehen schälen und hacken. Porree und Möhre putzen, waschen, in Scheiben schneiden. Die Petersilie waschen, die Stiele abschneiden und in kurze Stücke schneiden. Die Blättchen beiseite legen. Die vorbereiteten Gemüse in einem Topf in heißem Olivenöl andünsten.

4
Das gedünstete Gemüse und die passierten Tomaten zu den Kichererbsen geben und weitere 15 Minuten bei milder Hitze kochen. Mit Salz oder Brühepulver und etwas Cayennepfeffer abschmecken. Mit gehackter Petersilie bestreut servieren.

Pro Portion

Energie (kJ/kcal):	1041/249
Eiweiß (g):	13
Kohlenhydrate (g/BE):	35/3
• davon Zucker (g):	9
Ballaststoffe (g):	9
Fett, gesamt (g):	6
davon Fettsäuren (g):	
• gesättigte:	1
• einfach ungesättigte:	2
• mehrfach ungesättigte:	3

Pilze mit Heilkraft

Shiitake-Pilze haben gleich drei wissenschaftlich gut belegte Heilwirkungen: Sie senken den Cholesterinspiegel, können Viren bekämpfen und bremsen die Bildung von Tumoren. Es kann also nicht schaden, die Pilze ab und zu in den Speiseplan aufzunehmen. Sie werden sehen, sie schmecken ausgezeichnet und sind vielseitig verwendbar.

Pilzcremesuppe

Zutaten für 4 Portionen: *200 g Shiitake-Pilze oder Champignons • 200 g Zwiebeln • 2 TL Öl • 1/2 Knoblauchzehe 1 TL fettarmes Sojamehl (Reformhaus) • 1 TL Mehl 100 ml trockener Weißwein • 1/2 l Fleischbrühe (selbstgemacht oder Instant) • Jodsalz • Pfeffer aus der Mühle 100 g fettarmer Joghurt • 1 EL gehackte Petersilie*

1

Die Pilze putzen und den Stiel abschneiden. In kleine Stücke schneiden. Zwiebeln schälen und würfeln.

2

Öl in einem Topf erhitzen, Zwiebelwürfel darin glasig dünsten. Anschließend zerdrückten Knoblauch und Pilze zufügen und kurz anbraten. Mit Sojamehl und Mehl bestäuben und kurz andünsten. Zuletzt mit Weißwein ablöschen.

3

Die Suppe unter Rühren etwas einkochen lassen und die Brühe zugießen. 10 Minuten bei reduzierter Hitze köcheln lassen.

4

Die Suppe mit Salz und frischgemahlenem Pfeffer würzen und in vorgewärmte Suppenteller füllen.

Auf jede Portion einen Löffel Joghurt geben und mit gehackter Petersilie garniert servieren.

TIP

Die neuerdings bei uns angebotenen asiatischen Shiitake-Pilze sind wie alle Pilze kalorienarm, aber – im Gegensatz zu anderen Sorten – recht vitaminreich.

PRO PORTION

Energie (kJ/kcal):	460/110
Eiweiß (g):	4
Kohlenhydrate (g/BE):	14/1
• davon Zucker (g):	4
Ballaststoffe (g):	2
Fett, gesamt (g):	3
davon Fettsäuren (g):	
• gesättigte:	0
• einfach ungesättigte:	2
• mehrfach ungesättigte:	1

Schauen Sie beim Einkauf auf das Etikett: Günstig sind Öle mit hohem Anteil an einfach ungesättigten Fettsäuren.

Salate und Saucen

Das richtige Öl für jeden Zweck

Für Typ-II-Diabetiker ist es günstig, oft Öle in den Speiseplan einzubauen, weil sie im Gegensatz zu festen Fetten einen hohen Anteil an einfach und mehrfach ungesättigten Fettsäuren enthalten. Vor allem Olivenöle werden wegen ihrer günstigen Zusammensetzung empfohlen. Kaltgepreßtes Olivenöl, nativ extra oder extra vergine genannt, hat ein spezielles Aroma und außerdem reichlich Fettbegleitstoffe, deren günstige Wirkungen auf Herz und Gefäße Experten nachgewiesen haben. Die im Schnitt billigeren raffinierten oder teilraffinierten Olivenöle schmecken milder, haben aber weniger Fettbegleitstoffe zu bieten. Die Zusammensetzung der Fettsäuren ist jedoch gleichwertig.

Reformhäuser verkaufen ein neutral schmeckendes Öl, das vor allem für die heiße Küche, also zum Braten und Dünsten, angeboten wird, sich aber auch in Salatsaucen, Mayonnaise und Kuchen gut verwenden läßt. Das Öl wird aus speziell dafür gezüchteten Sonnenblumen- und Distelpflanzen gewonnen. Es ist – was die Menge an einfach ungesättigten Fettsäuren (über 80 Prozent) angeht – dem Olivenöl sogar überlegen und vielseitig verwendbar.

Ebenfalls sehr empfehlenswert ist das einheimische Rapsöl, das 59 Prozent Ölsäure enthält und sich durch die günstige Zusammensetzung, neutralen Geschmack, Hitzestabilität und den niedrigen Preis als Allzwecköl eignet.

Öl für Salate

Öle mit hohem Anteil an mehrfach ungesättigten Fettsäuren wie etwa Distelöl, Leinöl, Traubenkern- und Walnußöl sollten Sie nur kalt, also für Salate, Dips und Dressings verwenden, denn sie werden durch Erhitzen chemisch verändert.

Öl zum Kochen

Soja-, Maiskeim- und Sonnenblumenöl sind zwar nicht hitzeempfindlich, sollten aber beim Braten und Fritieren nicht für längere Zeit über 250 °C heiß werden.

Öl zum Backen und Fritieren

Ideal zum Braten, Backen und Fritieren sind Öle mit hohem Gehalt an einfach ungesättigten Fettsäuren (Ölsäure), z. B. einfache Olivenöle, Rapsöl oder Öle, die als hoch erhitzbar ausgewiesen sind.

Salat sollte täglich auf dem Speisezettel stehen, nicht nur wegen der Vitamine, sondern weil Salate als Vorspeise oder Beilage auch den Magen füllen und den Appetit regeln.

Blattsalate täglich essen

Blattsalate bekommt man zwar das ganze Jahr über. Allerdings empfiehlt es sich, Freilandware zu kaufen, da vor allem Kopfsalat aus dem Treibhaus häufig einen sehr hohen Nitratgehalt aufweist. Weichen Sie im Winter lieber auf Salate wie Chicorée, Chinakohl oder Radicchio aus und auf Freilandware, die z. B. aus Südfrankreich angeboten wird.

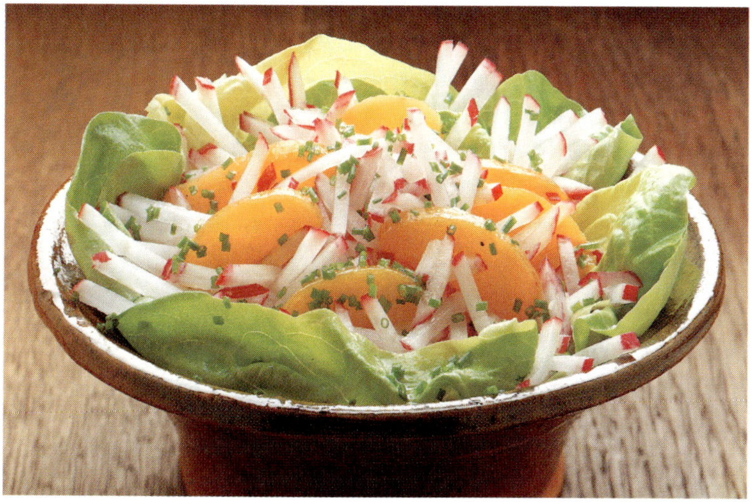

Knackige Freilandsalate sind reich an gesunden Biostoffen und daher eine wertvolle Ergänzung der täglichen Ernährung.

Fettarme Joghurtsauce

Zutaten für 4 Portionen: *150 g Magerjoghurt • 1 TL Öl*
1 gestrichener TL vollfettes Sojamehl (Reformhaus)
etwas Zitronensaft • eventuell flüssiger Süßstoff • Jodsalz
Pfeffer aus der Mühle • eventuell 1/2 zerdrückte Knoblauchzehe
1/2 Bund Schnittlauch oder andere Salatkräuter

TIP

Wandeln Sie diese vielseitige Sauce mit Zitronensaft und verschiedenen Kräutern ab.

1

Joghurt mit Öl und Sojamehl in eine Schüssel geben und mit einem Schneebesen kräftig aufschlagen.

2

Die Sauce mit Zitronensaft, nach Geschmack Süßstoff, Salz und Pfeffer kräftig abschmecken. Wer mag, würzt mit Knoblauch nach.

3

Schnittlauch oder andere Kräuter fein schneiden und untermischen. Die Sauce mit Schnittlauch oder den Salatblättern mischen und sofort servieren.

PRO PORTION

Energie (kJ/kcal):	184/44	**Fett, gesamt** (g):	2
Eiweiß (g):	2	davon Fettsäuren (g):	
Kohlenhydrate (g/BE):	5/0	• gesättigte:	0
• davon Zucker (g):	2	• einfach ungesättigte:	1
Ballaststoffe (g):	0	• mehrfach ungesättigte:	1

INFO

Sie können diese Joghurtsauce auch ohne Sojamehl anrühren. Doch das lezithinreiche Pulver bindet und macht die fettarme Sauce cremiger. Wer süße Saucen liebt, kann die Joghurtsauce mit Zucker oder Süßstoff süßen und mit viel Zitronensaft abwandeln. Diese Sauce paßt zu Blattsalaten, zu geraspeltem rohen Gemüse und zu gekochten Hülsenfrüchten genauso gut wie zu Gemüse- oder Getreidefrikadellen.

Soja – praktisch und gesund

Sojamehl gibt es in zwei Varianten. Die vollfette Sorte, Vollsoja genannt, enthält etwa 20 Prozent Sojafett und reichlich Lezithin. Lezithin ist ein wichtiger Biostoff für Nerven und Gehirn. Sojamehl kann in vielen Rezepten die Eier ersetzen, macht Saucen cremiger und Kuchen lockerer. Entfettetes Sojamehl ist erheblich kalorienärmer, besteht hauptsächlich aus Eiweiß, ergänzt die Eiweißqualität bei fleischarmer Kost und wirkt günstig auf den Fettstoffwechsel.

Gurkensalat

Zutaten für 4 Portionen: *1 Salatgurke (ca. 500 g)*
150 g Magerjoghurt • 1 TL vollfettes Sojamehl (Reformhaus)
2 TL Öl • Jodsalz • Pfeffer aus der Mühle • 1 Zitrone
1 Bund Dill

1
Salatgurke schälen und in Scheiben hobeln. Joghurt mit Sojamehl, Öl, Salz, Pfeffer und Zitronensaft in eine Salatschüssel geben. Mit dem Schneebesen kräftig aufschlagen.

2
Dill waschen (einige Zweige beiseite legen), fein schneiden und unter die Sauce mischen. Die Gurkenscheiben unterheben.
Vor dem Servieren mit Dillzweigen garnieren.

PRO PORTION

Energie (kJ/kcal):	325/78	**Fett, gesamt** (g):	3
Eiweiß (g):	2	davon Fettsäuren (g):	
Kohlenhydrate (g/BE):	9/1	• gesättigte:	0
• davon Zucker (g):	6	• einfach ungesättigte:	2
Ballaststoffe (g):	1	• mehrfach ungesättigte:	1

INFO
Das Sojamehl vermeidet, daß die Sauce zu wäßrig wird.

Rettichsalat

Zutaten für 4 Portionen: *1 kleiner Rettich (ca. 500 g)*
2 EL Essig • Jodsalz • Pfeffer aus der Mühle • 2 TL Öl
1/2 Bund Schnittlauch

TIP
Wer Fettkalorien sparen möchte, kann die Salate auch mit weniger Öl zubereiten.

1
Rettich schälen und grob raspeln. Essig mit Salz und Pfeffer verrühren. Öl mit einem kleinen Schneebesen unterschlagen.

2
Schnittlauch in kleine Röllchen schneiden und unter die Sauce rühren.
Die Sauce über den Rettich geben und sofort servieren.

PRO PORTION

Energie (kJ/kcal):	151/36	**Fett, gesamt** (g):	3
Eiweiß (g):	1	davon Fettsäuren (g):	
Kohlenhydrate (g/BE):	2/0	• gesättigte:	0
• davon Zucker (g):	2	• einfach ungesättigte:	2
Ballaststoffe (g):	2	• mehrfach ungesättigte:	1

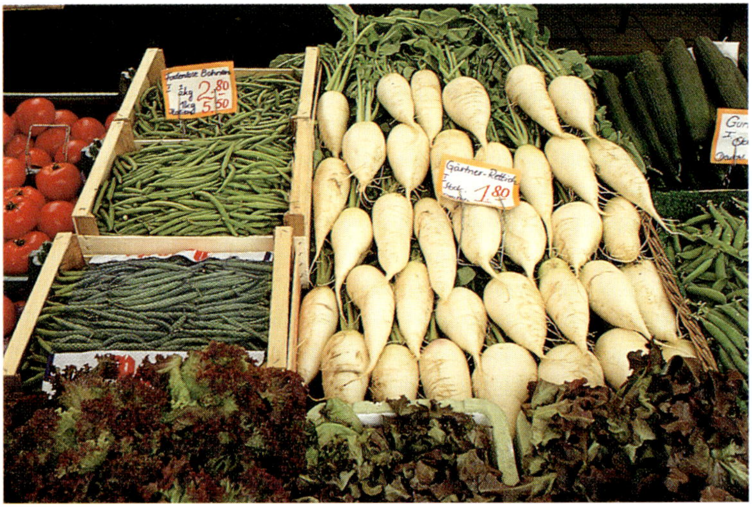

Rettiche kaufen Sie am besten auf einem Markt oder bei einem Biobauern.

Rotkohlsalat

Zutaten für 4 Portionen: *500 g Rotkohl • 1 unbehandelte Zitrone • 100 ml Rotweinessig • Jodsalz • Pfeffer aus der Mühle 2 Äpfel • 2 TL Öl • flüssiger Süßstoff*

1

Rotkohl putzen und in feine Streifen schneiden, mit kochendem Wasser überbrühen, abtropfen lassen. Mit Zitronensaft, etwas abgeriebener Zitronenschale und Essig mischen. Salzen, pfeffern.

2

Den Kohl mindestens 1 Stunde ziehen lassen, dabei ab und zu mit einem Holzstampfer oder dem Rücken einer Suppenkelle stampfen, damit das Gemüse mürbe wird.

3

Kurz vor dem Essen die Äpfel schälen und raspeln. Mit dem Kohl vermischen. Öl zufügen. Mit Salz, Süßstoff und Essig nachwürzen.

PRO PORTION

Energie (kJ/kcal):	456/110	**Fett, gesamt** (g):	3
Eiweiß (g):	2	davon Fettsäuren (g):	
Kohlenhydrate (g/BE):	17/1	• gesättigte:	0
• davon Zucker (g):	16	• einfach ungesättigte:	2
Ballaststoffe (g):	4	• mehrfach ungesättigte:	1

INFO

Die gesunden Inhaltsstoffe von Kohl werden häufig unterschätzt. Rotkohl besitzt einen hohen Gehalt an den Mineralstoffen Kalzium, Kalium, Phosphor sowie die Blutbildung förderndes Eisen. Außerdem ist er reich an Beta-Karotin, Vitamin B1, B2 und C. Im Gegensatz zu Weißkohl ist Rotkohl leichter verdaulich und enthält mehr Ballaststoffe.

TIP

Für Rohkost und Salate ist am besten Frühkohl geeignet, der bereits im Juni angeboten wird.

Sellerie

Amerikanische Forscher isolierten vor kurzem einen Wirkstoff im Selleriegemüse, der die Muskeln der Blutgefäße entspannt und auf diese Weise den Blutdruck senkt. Außerdem hat das kalorienarme Gemüse reichlich Ballaststoffe in günstiger Zusammensetzung zu bieten und ist – wie alle Gemüse – nahezu fett- und absolut cholesterinfrei.

Selleriesalat »Waldorf«

Zutaten für 6 Portionen: *600 g Knollensellerie • 1 Zitrone*
2 Äpfel (300 g) • 2 EL Salatmayonnaise • 1 EL Magerquark
75 g Magerjoghurt • Jodsalz • Pfeffer aus der Mühle
40 g Walnußkerne

INFO
Der bekannte Salat wurde in den zwanziger Jahren in dem berühmten New Yorker Hotel Waldorf-Astoria kreiert.

1
Sellerie schälen und fein raspeln. Mit Zitronensaft beträufeln. Äpfel schälen, grob raspeln und mit dem Sellerie mischen.

2
Salatmayonnaise, Magerquark und Magerjoghurt mit Salz und frischgemahlenem Pfeffer verrühren. Zur Sellerie-Apfel-Mischung geben, anschließend gehackte Walnüsse zufügen und alles gut durchmischen.
Mindestens 1 Stunde ziehen lassen. Vor dem Servieren eventuell nachwürzen.

PRO PORTION

Energie (kJ/kcal):	521/124	**Fett, gesamt** (g):	7
Eiweiß (g):	3	davon Fettsäuren (g):	
Kohlenhydrate (g/BE):	11/1	• gesättigte:	1
• davon Zucker (g):	9	• einfach ungesättigte:	2
Ballaststoffe (g):	4	• mehrfach ungesättigte:	4

Möhrensalat

Zutaten für 4 Portionen: *500 g Möhren • 2 Orangen • 4 EL Apfelessig • Jodsalz • flüssiger Süßstoff • Pfeffer aus der Mühle • 2 TL Öl*

1

Möhren schälen und fein raspeln. Orangen so dick abschälen, daß die weiße Haut komplett entfernt wird. Mit einem scharfen Messer an den Häutchen zwischen den Segmenten entlangschneiden und die Filets herauslösen. Den dabei austretenden Saft auffangen.

2

Die Orangensegmente mit den Möhren in einer Schüssel vermischen.

3

Apfelessig und Orangensaft in einer kleinen Schale verrühren. Mit Salz, Süßstoff und Pfeffer würzen. Das Öl unterschlagen, über den Salat gießen und unterheben.

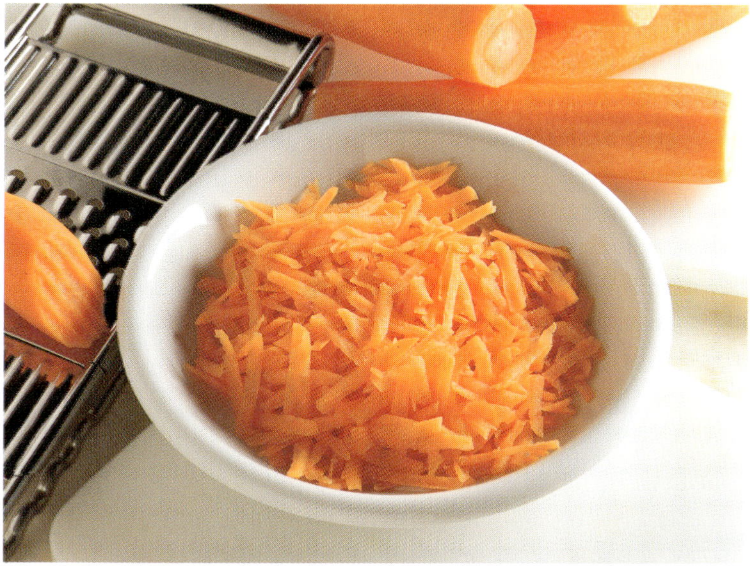

Info

Das Öl sorgt dafür, daß Ihr Körper möglichst viel Beta-Karotin der Möhren aufnehmen kann.

Pro Portion

Energie (kJ/kcal):	352/84
Eiweiß (g):	2
Kohlenhydrate (g/BE):	12/1
• davon Zucker (g):	11
Ballaststoffe (g):	5
Fett, gesamt (g):	3
davon Fettsäuren (g):	
• gesättigte:	0
• einfach ungesättigte:	2
• mehrfach ungesättigte:	1

100 Gramm Möhren enthalten neben einem hohen Anteil an Beta-Karotin auch den gesamten Tagesbedarf eines Erwachsenen an Vitamin K.

Fettarme Essig-Öl-Sauce

Zutaten für 8 Portionen: *120 ml Fleisch- oder Gemüsebrühe (selbstgekocht oder Instant) • 1 Meßlöffel kohlenhydratfreies pflanzliches Bindemittel (Biobin oder Nestargel) 3 EL Weißweinessig • Jodsalz • 1 Prise Zucker oder einige Tropfen flüssiger Süßstoff • 2 EL Olivenöl (nativ extra) oder geschmacksneutrales Öl*

Info

Die Sauce hält sich gekühlt ungefähr eine Woche. Vor Gebrauch noch einmal aufschlagen.

1

Kalte Brühe in einer Schüssel mischen und das Bindemittel mit einem kleinen Schneebesen einrühren.

2

Wenn die Mischung glatt ist, Essig, wenig Salz und Zucker oder Süßstoff unterrühren.

3

Das Öl unter ständigem Schlagen langsam zulaufen lassen. Rühren, bis die Sauce glatt und cremig geworden ist.

Was nicht gleich verbraucht wird, in ein Glas mit Schraubdeckel füllen und im Kühlschrank aufheben.

Pro Portion

Energie (kJ/kcal):	147/35	**Fett, gesamt** (g):	4
Eiweiß (g):	0	davon Fettsäuren (g):	
Kohlenhydrate (g/BE):	0/0	• gesättigte:	1
• davon Zucker (g):	0	• einfach ungesättigte:	3
Ballaststoffe (g):	0	• mehrfach ungesättigte:	0

Tip

Diese Grundsauce läßt sich leicht abwandeln. Frischgehackte Kräuter, ein bis zwei Knoblauchzehen, ein Löffel Senf oder geriebener Meerrettich geben ihr Charakter. Eine kräftige Prise Curry oder ein Schuß Sojasauce verleihen ihr die Exotik, die gut zu Sprossen-, Reis- und Nudelsalaten paßt.

Béchamelsauce – guter alter Klassiker

Die früher oft geschmähte mit Mehl angedickte Béchamelsauce ist vom Standpunkt der Ernährungsexperten viel günstiger zusammengesetzt als jedes feine Sahne- oder Buttersößchen. Den meisten Deutschen schmeckt die einfache klassische Sauce ohnehin am besten.
Und weil Typ-II-Diabetiker heute glücklicherweise nicht mehr auf jedes Gramm Kohlenhydrate achten müssen, können sie sie nach Herzenslust genießen, wenn das verwendete Fett von guter Qualität ist.

Béchamelsauce spezial

Zutaten für 4 Portionen: *1 EL Öl • 2 EL Weizenmehl (Type 550 oder 1050) • 1 TL vollfettes Sojamehl (Reformhaus) 1/8 l Fleischbrühe (selbstgemacht oder Instant) • 1/8 l fettarme Milch • Jodsalz • Muskat*

1

Das Öl in einem Topf kurz erhitzen. Mehl und Sojamehl zufügen und unter Rühren andünsten. Brühe oder Fond zugießen und unter ständigem Rühren mit einem Schneebesen kurz aufkochen lassen.

2

Milch zufügen und die Sauce bei kleiner Hitze 5 Minuten ziehen lassen. Mit Salz und Muskat würzen.

PRO PORTION

Energie (kJ/kcal):	330/79	**Fett, gesamt** (g):	5
Eiweiß (g):	2	davon Fettsäuren (g):	
Kohlenhydrate (g/BE):	7/1	• gesättigte:	1
• davon Zucker (g):	2	• einfach ungesättigte:	2
Ballaststoffe (g):	1	• mehrfach ungesättigte:	2

TIP

Je nachdem, wofür Sie die Béchamelsauce verwenden wollen, können Sie die Fleischbrühe auch durch Gemüse-, Pilz- oder Geflügelbrühe ersetzen.

Saucen für den Vorrat

Das Grundrezept der Béchamelsauce läßt sich vielfältig abwandeln. Deshalb lohnt es sich, die Sauce in doppelter Menge zuzubereiten und einen Teil kochendheiß in ein Glas mit Schraubdeckel zu füllen. Wenn Sie das Glas sofort nach dem Einfüllen verschließen und im Kühlschrank aufheben, hält sich die Sauce mindestens eine Woche frisch.

Instantsaucenpulver für Béchamelsauce enthalten gehärtete Fette und sollten deshalb nur ausnahmsweise verwendet werden, wenn wenig Zeit zum Kochen vorhanden ist.

Abwandlungen zum Grundrezept Béchamelsauce

Für eine Kräutersauce 2 bis 3 EL frischgehackte Kräuter der Saison (z. B. Dill, Kerbel, Petersilie, Schnittlauch) unter die fertige Sauce mischen.

Für eine Zwiebelsauce 3 Zwiebeln in Ringe schneiden und – wie im Rezept angegeben – in 2 EL heißem Öl hellbraun anbraten. Die Ringe herausnehmen, über dem Topf abtropfen lassen und die Sauce wie auf Seite 57 beschrieben weiter zubereiten. Die Zwiebeln zum Schluß wieder zugeben.

Für eine Weinsauce die Milch durch Weißwein oder sehr trockenen Wermut ersetzen.

Für eine Senfsauce die fertige Sauce mit etwa 2 EL grobem Senf verrühren. Mit 1 Prise Zucker oder 1 Spritzer flüssigem Süßstoff abschmecken.

Für eine Käsesauce 2 Schmelzkäseecken (magere Sorte; 125 g) in der fertigen Sauce schmelzen lassen und mit Zitronensaft oder Weißwein abschmecken.

Für eine Meerrettichsauce 2 EL geriebenen Meerrettich und 1 EL Magerjoghurt in die Sauce rühren. Mit 1 Prise Zucker oder 1 Spritzer Süßstoff abschmecken.

Avocado-Joghurt-Sauce

Zutaten für 8 Portionen: *1 große weiche Avocado*
Saft von 1 Zitrone ● 3 EL Brühe (selbstgemacht oder Instant)
200 g Magerjoghurt ● Jodsalz ● Cayennepfeffer
Zucker oder flüssiger Süßstoff

1

Die Avocado abschälen, halbieren und den Kern auslösen. Das Fruchtfleisch mit Zitronensaft, Brühe und den Joghurt im Mixer pürieren.

2

Die Sauce mit Salz, Cayennepfeffer und Zucker oder Süßstoff abschmecken und sofort servieren, sonst verliert sie die grüne Farbe.

PRO PORTION

Energie (kJ/kcal):	422/101
Eiweiß (g):	2
Kohlenhydrate (g/BE):	4/0,5
• davon Zucker (g):	7
Ballaststoffe (g):	1
Fett, gesamt (g):	9
davon Fettsäuren (g):	
• gesättigte:	2
• einfach ungesättigte:	6
• mehrfach ungesättigte:	1

TIP

Diese cremige kalte Sauce paßt gut zu gekochtem Gemüse und Pellkartoffeln. Mit kalten Nudeln, gewürfelter Paprikaschote und Erbsen vermischt, wird ein köstlicher Nudelsalat daraus.

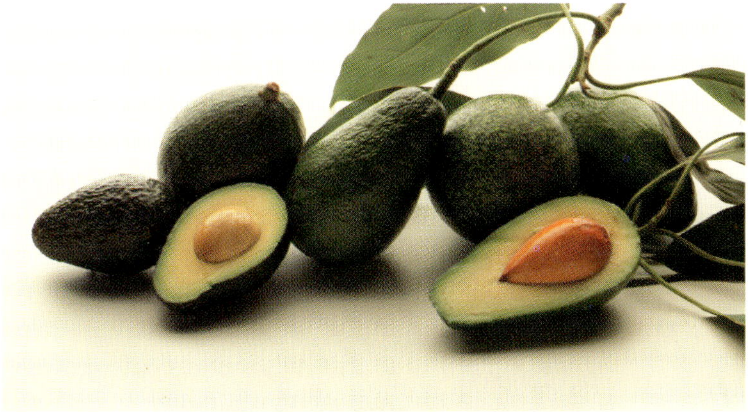

Die Schale einer reifen Avocado gibt auf Druck nach und sollte bald verzehrt werden. Zu harte Früchte läßt man bei Zimmertemperatur nachreifen.

Paprikaschoten

Die hübschen bunten Früchte haben weder viel Kalorien noch Fett, geschweige denn Cholesterin. Doch sie gehören zu den vitaminreichsten Gemüsen überhaupt. Insbesondere die voll ausgereiften roten und gelben Früchte sind allerbeste Quellen für die Schutzvitamine C und Beta-Karotin. Ebenfalls darin enthalten, wenn auch nicht in Riesenmengen: die Mineralstoffe Eisen und Kalium.

Paprikasauce

Zutaten für 6 Portionen: *500 g gelbe oder rote Paprikaschoten*
200 g Zwiebeln • 1–2 Knoblauchzehen
200 ml Fleisch- oder Gemüsebrühe (selbstgemacht oder Instant)
2 TL Öl • Salz • Pfeffer aus der Mühle

Tip
Diese fruchtige Gemüsesauce paßt gut zu gebratenen Putensteaks oder Hähnchenfilets und zu gedünstetem Fisch.

1
Paprikaschoten putzen und kleinschneiden. Zwiebeln und Knoblauch würfeln.

2
Öl in einem Topf erhitzen, das vorbereitete Gemüse darin kurz andünsten. Brühe zugießen und das Gemüse im geschlossenen Topf etwa 30 Minuten garen.

3
Das Gemüse mit dem Pürierstab fein zerkleinern. Mit Salz und Pfeffer nachwürzen.

Pro Portion

Energie (kJ/kcal):	203/49	**Fett, gesamt** (g):	2
Eiweiß (g):	1	davon Fettsäuren (g):	
Kohlenhydrate (g/BE):	6/1	• gesättigte:	0
• davon Zucker (g):	5	• einfach ungesättigte:	1
Ballaststoffe (g):	3	• mehrfach ungesättigte:	1

Gemüsebeilagen

Gemüse als Brei – schmeckt nicht nur Kindern

Mancher verträgt, obwohl er sie gern ißt, bestimmte Gemüse schlecht und bekommt davon Bauchkneifen oder Blähungen. Dann kann es helfen, das Gemüse fein zu zerkleinern. Ein glatter Gemüsebrei schmeckt, gut gewürzt, als gehaltvolle Beilage zu Fisch oder Fleisch.
Püriertes Gemüse kann aber auch Fleisch-, Fisch- und Geflügelsaucen binden oder Suppen Substanz geben. Weil Kartoffeln den Blutzuckerspiegel recht schnell hochtreiben, lohnt es sich, den Kartoffelbrei mit einem Püree aus weichgekochter Sellerieknolle, Steckrüben oder Wirsing zu strecken. Die Ballaststoffe aus dem Gemüse mildern den Blutzuckeranstieg. Dabei schmeckt so ein Püree vorzüglich und wird deshalb in feinen Restaurants zu Wild, Fisch oder Geflügel serviert.

Hülsenfrüchte pürieren

Die über Nacht eingeweichten Erbsen, Bohnen, Linsen oder Kichererbsen mit getrockneten Kräutern (z.B. Lorbeer, Thymian, Rosmarin) sollten Sie sehr weich kochen, damit sie leichter verdaulich werden. Wenn Sie es eilig haben, können Sie genausogut eine Konserve verwenden. Die Flüssigkeit abgießen und das Gemüse mit dem Pürierstab fein zerkleinern. Dabei soviel Kochwasser oder Brühe zufügen, daß ein saftiger feiner Brei entsteht. Wenn Sie die Schalen schlecht vertragen, sollten Sie das Püree durch ein Sieb passieren. So vorbereitet können Sie die Hülsenfrüchte wie gewohnt als Eintopf mit Kartoffeln und Suppengemüse weiterverarbeiten (z.B. Erbsensuppe Seite 44). Das Püree schmeckt allerdings auch – gut gewürzt – als Beilage oder mit einem Stück Brot dazu als komplettes Essen.

Fein zerkleinert werden auch grobe Gemüse gut verdaulich. Außerdem lassen sich Pürees besonders gut würzen.

Wird das Gemüse nach dem Kochen oder Erwärmen direkt im Topf zerkleinert, bleibt es heiß. Sonst bei kleiner Hitze unter Rühren aufwärmen oder kurz in der Mikrowelle erwärmen. Wer mag, kann das Hülsenfruchtpüree, wie es in den Küchen rund ums Mittelmeer üblich ist, mit reichlich frischgepreßtem Knoblauch würzen und mit etwas kaltgepreßtem Olivenöl übergießen. Auch andere aromatische kaltgepreßte Öle wie Sonnenblumen- oder Walnußöl eignen sich gut für diese Gerichte, die übrigens lauwarm mit einem Stück gerösteten Roggenmischbrot dazu am besten schmecken.

Kichererbsen-Curry-Creme

Zutaten für 4 Portionen: *1 kleine Dose Kichererbsen (425 ml)*
200 g Zwiebeln • 1 Apfel • 2 TL Öl • 1 EL Curry
150 ml Brühe oder Wasser • Jodsalz
Pfeffer aus der Mühle • 50 g Joghurt (3,5 %)

1

Die Kichererbsen auf einem Sieb abtropfen lassen. Zwiebeln und Apfel schälen und würfeln. In heißem Öl andünsten.

2

Curry zufügen, umrühren und kurz mitschmoren. Mit Brühe oder Wasser ablöschen. Kichererbsen zufügen, aufkochen und bei milder Hitze etwa 15 Minuten in einem geschlossenen Topf garen.

3

Das Gemüse mit einem Pürierstab fein zerkleinern. Mit Salz und Pfeffer abschmecken. Jede Portion mit einem Klecks Joghurt anrichten.

Pro Portion

Energie (kJ/kcal):	575/138
Eiweiß (g):	5
Kohlenhydrate (g/BE):	18/1
• davon Zucker (g):	8
Ballaststoffe (g):	4
Fett, gesamt (g):	5
davon Fettsäuren (g):	
• gesättigte:	1
• einfach ungesättigte:	2
• mehrfach ungesättigte:	2

Tip

Das Kichererbsenpüree eignet sich gut als Beilage zu Reis oder als Vorspeise mit frischem Brot.

Wirsingpüree mit Kürbiskernen

Zutaten für 4 Portionen: *1 kleiner Wirsing (ca. 800 g) 2–3 Kartoffeln (ca. 150 g; mehlige Sorte) • 300 ml Brühe (selbstgemacht oder Instant) • 2 EL Kaffeesahne (10% Fett) Jodsalz • Zitronensaft • eventuell gemahlener Kardamom oder Muskat • 1 EL Kürbiskerne*

1

Vom Wirsing die unansehnlichen Blätter und den Strunk entfernen. Den Kopf vierteln, waschen und das Gemüse in schmale Streifen schneiden. Die Kartoffeln schälen und würfeln.

2

Die Brühe aufkochen, Kohl und Kartoffeln zufügen und im geschlossenen Topf bei kleiner Hitze etwa 25 Minuten garen.

3

Die Flüssigkeit abgießen und auffangen. Das Gemüse mit dem Pürierstab fein zerkleinern. Dabei soviel von der heißen Flüssigkeit zufügen, daß ein cremiges Püree entsteht.

4

Die Kaffeesahne unterrühren. Das Gemüse mit Salz, einigen Tropfen Zitronensaft und eventuell mit Kardamom oder Muskat würzen. Die Kürbiskerne grob hacken und in der trockenen Pfanne rösten, bis sie zu duften beginnen.

5

Das Wirsingpüree mit den Kürbiskernen bestreut servieren.

PRO PORTION

Energie (kJ/kcal):	349/84	**Fett, gesamt** (g):	2
Eiweiß (g):	6	davon Fettsäuren (g):	
Kohlenhydrate (g/BE):	9/1	• gesättigte:	1
• davon Zucker (g):	4	• einfach ungesättigte:	0
Ballaststoffe (g):	5	• mehrfach ungesättigte:	1

TIP

Das Püree paßt gut zu gedünstetem Seelachs oder Rotbarschfilet. Köstlich schmeckt es auch mit einer kleinen Portion leicht angewärmtem Räucherfisch wie etwa Makrele, Lachs, Bückling oder Forelle.

TIP

Wer den herzhaften Geschmack von Steckrüben oder Knollensellerie mag, kann beide Gemüse nach diesem Rezept zubereiten. Sehr gut dazu schmeckt auch geräucherte Putenbrust.

Kohlrabigemüse

TIP
Geben Sie am Ende die jungen, zarten Kohlrabiblätter kleingeschnitten noch unter das Gemüse. Sie enthalten wertvolle Inhaltsstoffe.

PRO PORTION

Energie (kJ/kcal):	484/115
Eiweiß (g):	7
Kohlenhydrate (g/BE):	12/1
• davon Zucker (g):	11
Ballaststoffe (g):	2
Fett, gesamt (g):	4
davon Fettsäuren (g):	
• gesättigte:	1
• einfach ungesättigte:	2
• mehrfach ungesättigte:	1

Zutaten für 2 Portionen: *500 g Kohlrabi • 10 g Margarine 150 ml Fleischbrühe (selbstgemacht oder Instant) • Jodsalz Zucker • Pfeffer aus der Mühle • 1 Becher Magerjoghurt (150 g) 1/2 Meßlöffel kohlenhydratfreies pflanzliches Bindemittel (Biobin oder Nestargel) • 1 EL gehackte Petersilie*

1

Kohlrabi schälen, holzige Teile entfernen. Das Gemüse in Stifte schneiden.

2

Margarine in einem Topf schmelzen, Kohlrabi darin andünsten. Brühe zufügen. Mit Salz, 1 Prise Zucker und Pfeffer würzen. Im geschlossenen Topf 10 Minuten garen.

3

Joghurt mit Bindemittel verrühren, zum Gemüse geben und kurz erhitzen. Vor dem Servieren mit gehackter Petersilie bestreuen.

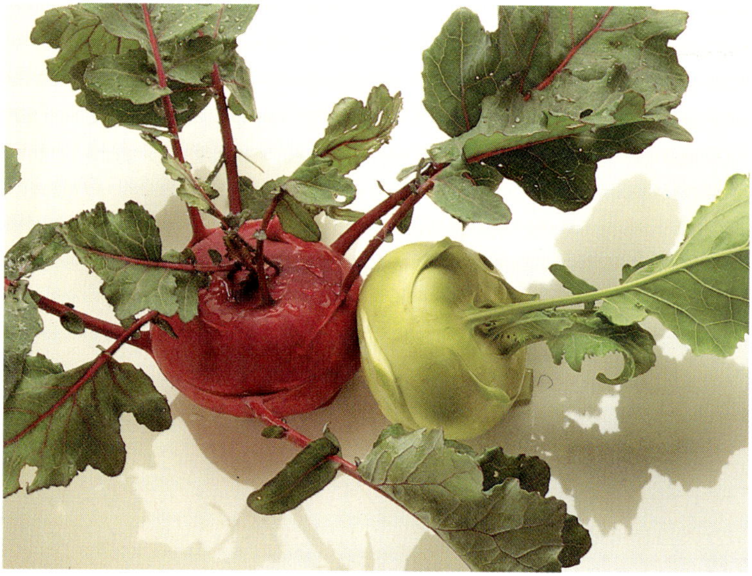

Bereits die alten Römer aßen gerne Kohlrabi. Sie nannten ihn caulorapa, die Stengelrübe. Erst im Mittelalter tauchte er dann auch bei uns auf.

Sauerkraut

Zutaten für 4 Portionen: *3 Zwiebeln • 1 EL Gänseschmalz*
1 kg Sauerkraut • 100 ml Weißwein • 2 Lorbeerblätter
3 Wacholderbeeren • 3 Pfefferkörner • Jodsalz • 1 Kartoffel
1 Prise Zucker

1
Zwiebeln schälen, in Scheiben schneiden. Schmalz in einem Topf erhitzen. Zwiebeln im Fett glasig dünsten. Sauerkraut, Weißwein und 4 EL Wasser zufügen.

2
Lorbeerblätter, zerdrückte Wacholderbeeren und Pfefferkörner zum Kraut geben. Im geschlossenen Topf 35 bis 45 Minuten bei mittlerer Hitze schmoren.

3
Die Kartoffel schälen und mit einer feinen Reibe in das Kraut reiben, umrühren und aufkochen. Mit Salz und Zucker abschmecken.

PRO PORTION

Energie (kJ/kcal):	544/131	**Fett, gesamt** (g):	6
Eiweiß (g):	5	davon Fettsäuren (g):	
Kohlenhydrate (g/BE):	7/1	• gesättigte:	2
• davon Zucker (g):	4	• einfach ungesättigte:	3
Ballaststoffe (g):	10	• mehrfach ungesättigte:	1

ZWIEBELN – KÖSTLICH UND GESUND

Wer gern Zwiebeln ißt, sollte ruhig reichlich zulangen. Ein Pfund Zwiebeln pro Woche soll nach amerikanischen Untersuchungen ausreichen, um – bei einer ansonsten vernünftigen Lebensführung – Herz und Gefäße zu schützen, die Blutfett- und Cholesterinwerte zu regulieren und das Blut flüssig zu halten. Außerdem soll dieses Quantum auch bei der Vorbeugung einer Venenthrombose helfen.

TIP

Zwiebeln so oft wie möglich und am besten auch roh im Salat essen. Zerkleinert nicht lange herumstehen lassen, sonst zersetzen sich die Wirkstoffe.

Gedünstete Möhren

Zutaten für 4 Portionen: *700 g Möhren*
100 g Gemüsezwiebel • 2 TL Öl • Jodsalz • Pfeffer aus der Mühle
1/8 l Fleischbrühe (selbstgemacht oder Instant)
1 Prise getrockneter Estragon

Tip

Die Garzeit von Möhren ist sehr unterschiedlich. Deshalb prüfen Sie ab und zu, ob die Scheiben schon weich sind.

1

Möhren schälen und in Scheiben schneiden. Zwiebel schälen und würfeln.

2

Öl in einem Topf erhitzen, Zwiebelwürfel darin glasig dünsten. Möhren dazugeben, gut im Zwiebelgemisch wenden, zugedeckt 5 Minuten dünsten.

3

Sparsam salzen und pfeffern. Estragon und Brühe angießen, zugedeckt weitere 15 Minuten dünsten.

Pro Portion

Energie (kJ/kcal):	276/66	**Fett, gesamt** (g):	3
Eiweiß (g):	2	davon Fettsäuren (g):	
Kohlenhydrate (g/BE):	8/1	• gesättigte:	0
• davon Zucker (g):	8	• einfach ungesättigte:	2
Ballaststoffe (g):	6	• mehrfach ungesättigte:	1

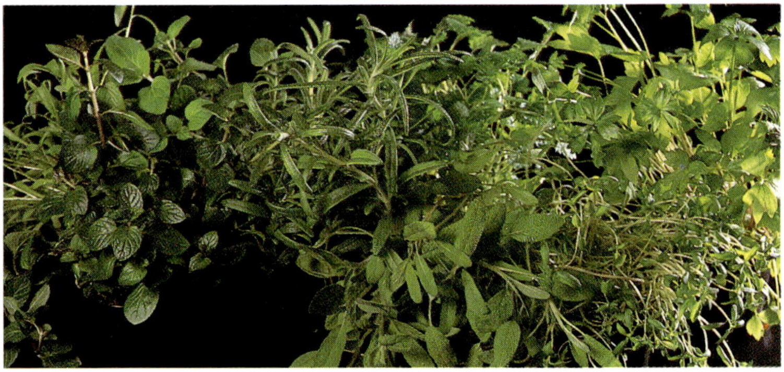

Frische Kräuter gibt es das ganz Jahr über. Sie bringen Aroma und Abwechslung in die gewohnte Küche.

Schalottengemüse

Zutaten für 2 Portionen: *250 g Schalotten • 2 TL Öl • Jodsalz • 1 EL brauner Zucker • 3 EL trockener Rotwein • 2 TL Rotweinessig • 2 TL Tomatenmark • Cayennepfeffer • 1 Prise Zimt*

1

Schalotten schälen und in einer Pfanne mit heißem Öl andünsten. Sparsam salzen. Zucker darübergeben und langsam schmelzen lassen.

2

Rotwein, Essig und Tomatenmark dazugeben, alles gut umrühren. Kräftig aufkochen, danach die Hitze verringern. Mit Cayennepfeffer und Zimt würzen.

3

In der geschlossenen Pfanne bei milder Hitze 25 Minuten schmoren. Ab und zu umrühren.

4

Schalotten mit einem Schaumlöffel aus der Pfanne heben. Die Flüssigkeit bei großer Hitze dicklich einkochen lassen. Die Schalotten wieder in die Sauce geben und erhitzen.

PRO PORTION

Energie (kJ/kcal):	510/122	**Fett, gesamt** (g):	5
Eiweiß (g):	2	davon Fettsäuren (g):	
Kohlenhydrate (g/BE):	14/1	• gesättigte:	0
• davon Zucker (g):	13	• einfach ungesättigte:	3
Ballaststoffe (g):	2	• mehrfach ungesättigte:	2

SCHALOTTEN ODER ZWIEBELN?

Wer es gern etwas kräftiger mag, kann auch statt der braunen rote und weißschalige Zwiebeln verwenden. Große Exemplare am besten vierteln oder achteln. Dicke Gemüsezwiebeln in Spalten schneiden.

TIP

Die ovalen, mild schmeckenden Schalotten eignen sich gut für Gemüse, weil sie beim Kochen nicht so leicht auseinanderfallen.

Geschmorter Grünkern mit Brokkoli

Zutaten für 4 Portionen: *125 g Grünkern • 1 Paket (300 g) tiefgekühlter Brokkoli • 1/2 l Brühe (selbstgemacht oder Instant) 2 Tomaten (150 g) • 2 TL Öl • Jodsalz • Pfeffer aus der Mühle*

TIP

Geschmorter Grünkern paßt gut als Beilage zu gebratenem Fisch. Die Kombination aus Körnern und Gemüse sättigt gut und hält längere Zeit vor.

1

Grünkern für mindestens 1 Stunde einweichen. Den Brokkoli auftauen lassen.

2

Grünkern abtropfen lassen und mit Brühe zum Kochen bringen. Das Getreide etwa 50 Minuten bei milder Hitze im geschlossenen Topf ausquellen lassen.

3

Den Brokkoli in Röschen teilen und 5 Minuten im Grünkern mitgaren. Tomaten überbrühen, häuten und achteln.

4

Öl in einer großen beschichteten Pfanne erhitzen. Den gekochten Grünkern mitsamt dem Brokkoli darin andünsten.
Anschließend die Tomaten zufügen und kurz erwärmen. Das Gericht mit 1 Prise Salz und frischgemahlenem Pfeffer würzen.

PRO PORTION

Energie (kJ/kcal):	647/154
Eiweiß (g):	7
Kohlenhydrate (g/BE):	23/2
• davon Zucker (g):	3
Ballaststoffe (g):	6
Fett, gesamt (g):	4
davon Fettsäuren (g):	
• gesättigte:	1
• einfach ungesättigte:	2
• mehrfach ungesättigte:	1

HALTBARKEIT

Gekochtes Getreide, Reis und Nudeln verlieren beim Aufheben im richtig kalt eingestellten Kühlschrank keine wesentlichen Inhaltsstoffe und schmecken auch nach einer Woche noch passabel. Das gleiche gilt für vorgegarte Hülsenfrüchte.

Hauptgerichte

Die Menge macht's

Fleisch und Wurstwaren bieten dem Körper zwar hochwertiges Eiweiß und den Mineralstoff Eisen, aber allzu große Portionen sind ungünstig. Köstlich und dabei vernünftig essen können Sie auch mit kleinen Mengen. So sollten Steaks oder Schnitzel nicht 150 Gramm, sondern nur noch 80 bis 90 Gramm wiegen. Dasselbe gilt auch für die Portionen vom Braten. Bringen Sie anstelle von viel Fleisch lieber mehr Pflanzliches auf den Tisch.

In Salaten und Gemüse stecken jede Menge Vitamine und Mineralstoffe, das ist bekannt. Allein dies wäre schon ein Grund, möglichst reichlich davon zu essen. Doch es gibt noch mehr Vorzüge: Wenn Sie beim Kochen Fleisch nur als kleine Geschmackszutat in Minimengen verwenden, nehmen Sie meist weniger Fett, weniger Cholesterin und weniger Energie zu sich als bei einer fleischbetonten Ernährungsweise. Wählen Sie statt Rind- oder Lammfleisch lieber mageres Geflügel. Die in den verschiedenen Gemüse- und Salatsorten enthaltenen Ballaststoffe verbessern außerdem die Verdauung und helfen, den Fettstoffwechsel zu regulieren.

Essen Sie lieber mehr Gemüse und Salat, und verwenden Sie Fleisch nur in kleinen Mengen.

Tolle Knolle

Wenn Sie Knoblauch mögen, freuen Sie sich. Über die gesunden Inhaltsstoffe des Knoblauchs ist schon viel geschrieben worden, und fast alles stimmt: Tatsächlich schützt Knoblauch, wenn er regelmäßig frisch von der Knolle gegessen wird, Herz und Gefäße, senkt zu hohen Blutdruck, reguliert die Fett- und Cholesterinwerte und mindert die Gefahr von Gefäßverschlüssen wie z. B. einer Thrombose. Wie viele Knoblauchzehen man dafür täglich verspeisen muß, ist allerdings noch umstritten.

Kartoffel-Porree-Puffer

Zutaten für 3 Portionen: *150 g Porree • 300 g Kartoffeln 1 EL fettarmes Sojamehl (Reformhaus) • 1 EL Haferflocken Jodsalz • 200 g Hüttenkäse • 2 EL passierte Tomaten (Fertigprodukt) • Tabasco oder Cayennepfeffer • 1 Tomate • 2 TL Öl*

TIP

Die Kartoffel-Porree-Puffer lassen sich gut einfrieren. Zum Auftauen auf ein Backblech legen und im vorgeheizten Backofen knusprig backen.

1

Porree putzen und in sehr feine Scheiben schneiden. Kartoffeln fein reiben, mit Porree, Sojamehl und Haferflocken mischen. Mit Salz würzen.

2

Hüttenkäse mit passierten Tomaten verrühren. Mit Salz und Tabasco oder etwas Cayennepfeffer scharf abschmecken. Tomate würfeln und untermischen.

3

Wenig Öl in einer beschichteten Pfanne erhitzen, den Teig eßlöffelweise hineingeben. Die Puffer von jeder Seite etwa 5 Minuten goldbraun braten. Mit dem Hüttenkäse anrichten.

PRO PORTION

Energie (kJ/kcal):	844/201	**Fett, gesamt** (g):	7
Eiweiß (g):	13	davon Fettsäuren (g):	
Kohlenhydrate (g/BE):	21/1	• gesättigte:	2
• davon Zucker (g):	6	• einfach ungesättigte:	3
Ballaststoffe (g):	4	• mehrfach ungesättigte:	2

MIT KÄSE KOCHEN

Wenn Sie mit magerem oder mäßig fettem Käse kochen und dafür auf einen Teil der anderen tierischen Lebensmittel verzichten, kommen solche Eßgewohnheiten Ihrer Gesundheit zugute. Frisch-, Weich- und Schnittkäse liefern viel Kalzium, mehr noch als Milch und Joghurt.

Bauernomelett

Zutaten für 2 Portionen: *150 g Frühlingszwiebeln*
350 g gekochte Kartoffeln • 2 TL Olivenöl (nativ extra)
Jodsalz • Pfeffer aus der Mühle • 1/2 TL getrockneter Thymian
1 Knoblauchzehe • 2 Eier • 2 TL vollfettes Sojamehl (Reformhaus)
5 EL fettarme Milch

1

Frühlingszwiebeln putzen und mit dem Grün in dünne Streifen schneiden. Kartoffeln in Scheiben schneiden.

2

Öl in einer großen beschichteten Pfanne erhitzen und die Kartoffeln darin unter Wenden anbraten. Zwiebeln zufügen und zugedeckt kurz glasig dünsten.

3

Salz, Pfeffer, Thymian und zerdrückten Knoblauch dazugeben, zugedeckt weitere 5 Minuten dünsten.

4

Die Eier mit Sojamehl, Milch und 1 Prise Salz in eine Schüssel geben. Mit dem Schneebesen verrühren. Diese Mischung über die angebratenen Kartoffeln gießen und einen Deckel auflegen. Bei mittlerer Hitze in der geschlossenen Pfanne braten, bis das Omelett oben fest geworden ist.

5

Das Bauernomelett in 2 Portionen teilen und auf vorgewärmte Teller gleiten lassen. Sofort servieren.

PRO PORTION

Energie (kJ/kcal):	1293/308	**Fett, gesamt** (g):	13
Eiweiß (g):	15	davon Fettsäuren (g):	
Kohlenhydrate (g/BE):	31/3	• gesättigte:	3
• davon Zucker (g):	6	• einfach ungesättigte:	6
Ballaststoffe (g):	6	• mehrfach ungesättigte:	4

TIP

Zum Bauernomelett schmeckt beispielsweise ein frischer Gurken- oder Tomatensalat.

Mehlpfannkuchen

Zutaten für 10 Stück: *200 g Weizenmehl (Type 1050)*
50 g vollfettes Sojamehl (Reformhaus) • Salz • 1 Prise Muskat oder Koriander • 1 Ei • 100 ml fettarme Milch • 4 TL Öl

TIP

Dieses Pfannkuchenrezept ist günstiger in der Nährstoffkombination und mindestens genauso lecker wie Traditionsrezepte mit vielen Eiern. Wenn Sie die Pfannkuchen süß mit Kompott dazu essen möchten, würzen Sie den Teig mit etwas Zimt oder Vanille. Für herzhafte Varianten die Pfannkuchen mit Gemüse und Béchamelsauce füllen.

1

Weizenmehl mit Sojamehl, Salz und Muskat oder Koriander mischen. 1/2 l Wasser zufügen und mit den Quirlen des Handrührers kräftig aufschlagen.

2

Ei und Milch unterrühren und mindestens 15 Minuten stehenlassen.

3

Inzwischen etwa 1/2 TL Öl in einer beschichteten Pfanne erhitzen. Je nach Pfannengröße 2 bis 3 EL Teig hineingeben und die Pfanne schwenken, damit der Pfannkuchen dünn auseinanderläuft. Braten, bis die Oberfläche nicht mehr feucht ist und die Ränder braun werden. Vorsichtig wenden und auf der anderen Seite fertigbacken.

4

Auf diese Weise die restlichen Pfannkuchen backen und dabei möglichst wenig Öl in die Pfanne geben. Meist reichen schon einige Tropfen.

PRO PORTION

Energie (kJ/kcal):	489/117	**Fett, gesamt** (g):	4
Eiweiß (g):	6	davon Fettsäuren (g):	
Kohlenhydrate (g/BE):	14/1	• gesättigte:	1
• davon Zucker (g):	1	• einfach ungesättigte:	2
Ballaststoffe (g):	2	• mehrfach ungesättigte:	1

INFO

Die Pfannkuchen lassen sich gut einfrieren. Nur mit Pergamentpapier dazwischen aufschichten und in Folie verpacken.

Gemüsepfanne mit Geflügel

Zutaten für 4 Portionen: *250 g Putenbrust*
1 grüne Paprikaschote • 1 Möhre • 2 Zwiebeln • 250 g Chinakohl
2 TL Öl • 1 Knoblauchzehe • 200 g Sojasprossen • Pfeffer aus der Mühle • Sojasauce

1

Das Fleisch in Streifen schneiden. Paprika, Möhre, Zwiebeln und Chinakohl putzen und in sehr feine Streifen schneiden.

2

Öl in einer großen Pfanne oder einem Wok erhitzen. Das Putenfleisch hineingeben und hellbraun anbraten. Das vorbereitete Gemüse und die zerdrückte Knoblauchzehe zufügen und unter häufigem Wenden etwa 3 Minuten weiterbraten. Die Sprossen zuletzt zufügen und weitere 2 Minuten braten.

3

Die Gemüsepfanne mit frischgemahlenem Pfeffer und einem kleinen Schuß Sojasauce abschmecken.

PRO PORTION

Energie (kJ/kcal):	584/140	**Fett, gesamt** (g):	4
Eiweiß (g):	19	davon Fettsäuren (g):	
Kohlenhydrate (g/BE):	6/1	• gesättigte:	0
• davon Zucker (g):	6	• einfach ungesättigte:	2
Ballaststoffe (g):	5	• mehrfach ungesättigte:	2

TIP

Dazu schmeckt Naturreis. Am besten wählen Sie eine parboiled Sorte, die beim Kochen nicht zusammenklebt und dabei besonders vitaminreich ist. Gekochter Reis hält sich im Kühlschrank mehrere Tage.

INFO

Chinakohl hält sich im Kühlschrank gut eine Woche frisch, wenn Sie jeweils die äußeren Blätter des Kopfes verwenden und das Gemüse in Folie verpackt aufheben.

Knoblauchhähnchen

Tip

Knoblauchzehen aus der Vorjahrsernte haben im Frühjahr oft innen grüne Keimlinge. Die sollte man entfernen, das Aroma ist sonst sehr penetrant.

Zutaten für 4 Portionen: *1 Poularde (ca. 1,2 kg) • 2 TL Öl 6 Knoblauchzehen • 1/8 l trockener Wermut (ersatzweise Weißwein oder Brühe) • Jodsalz • Pfeffer aus der Mühle*

1

Die Poularde in 4 Stücke zerteilen und dabei die Haut entfernen.

2

Das Öl in einer tiefen Pfanne (oder Kasserolle) erhitzen. Die Hähnchenteile darin bei mittlerer Hitze rundherum braun anbraten.

3

Inzwischen die Knoblauchzehen abziehen und in Scheiben schneiden.

4

Die gebräunten Hähnchenteile aus der Pfanne nehmen. Die Temperatur zurückschalten. Knoblauchscheiben darin unter häufigem Wenden hell anbraten und entfernen.

5

Die Hähnchenteile wieder in die Pfanne geben. Alles bei kleiner Hitze 30 Minuten braten und dabei die Hähnchenteile oft wenden, damit sich der Knoblauchgeschmack gut verteilt.

6

Den Wermut dazugießen, mit Salz und Pfeffer würzen. Die Pfanne zudecken und das Fleisch bei milder Hitze etwa 20 Minuten schmoren. Den Schmorsud abgießen und gründlich entfetten. Das Fleisch abgießen und mit dem Sud servieren.

Pro Portion

Energie (kJ/kcal):	1018/244
Eiweiß (g):	42
Kohlenhydrate (g/BE):	3/0
• davon Zucker (g):	3
Ballaststoffe (g):	0
Fett, gesamt (g):	4
davon Fettsäuren (g):	
• gesättigte:	1
• einfach ungesättigte:	2
• mehrfach ungesättigte:	1

Info

Diabetiker sollten anstelle von Rind- oder Lammfleisch lieber öfter Geflügel wählen, weil das Fleisch magerer und die Qualität des Fetts für Diabetiker günstiger ist.

Wer mag, kann anstelle von Hähnchen auch Perlhuhn verwenden, das ein wildähnliches Aroma besitzt.

Gesundes Gänsefett

Jetzt können sich auch Diabetiker über eine Gans als Festtagsbraten so richtig freuen. Das köstliche Geflügel ist zwar recht fett und damit kalorienträchtig, doch die Qualität des Fettes ist aus der Sicht der Ernährungsexperten sehr gut. 100 Gramm Gänsefett enthalten 57,4 Gramm der erwünschten einfach ungesättigten Fettsäuren. Das ist erheblich mehr, als alle anderen Schlacht- und Streichfette enthalten. Das Geflügelfett hat sogar mehr einfach ungesättigte Fettsäuren als die meisten Pflanzenöle.

Richtig zubereitet schadet Ihnen auch einmal ein Gänsebraten nicht.

Wie eine fette Gans mager wird

Natürlich ist eine Gans fett, eine echte Kalorienbombe, falls man nichts dagegen tut. Vor allem die Art des Garens spielt für den Fettgehalt der fertigen Gans eine zentrale Rolle. Deshalb: Die Gans nicht bei Turbohitze braten, sondern gemächlich bei 160 °C. So kann sich das zähe Kollagen von Sehnen und Häuten allmählich in saftige Gelatine verwandeln, das Fleisch zergeht dann später förmlich auf der Zunge. Vor allem aber tröpfelt während der langen Garzeit das Fett aus den Polstern unter der Haut langsam und gründlich heraus.

Am besten hilft man diesem kaloriensparenden Prozeß zusätzlich nach, indem man immer mal wieder mit einer Fleischgabel die Haut einsticht. Besonders rund um Schenkel und Brust sitzen dicke Fettpolster, die es anzuzapfen gilt. Wie Sie am besten das herausgetropfte Fett von der Bratenflüssigkeit trennen, lesen Sie auf Seite 76. Aus einer Gans von fünf bis sechs Kilogramm sickern rund 1000 Gramm Schmalz, bei großen fetten Stallmasttieren kann sich die Menge verdoppeln. Wer das herausgetropfte Fett auffängt, durchsiebt und kalt stellt, kann sich damit hin und wieder ein köstliches Schmalzbrot machen!

Das Fett muß weg

Das Abschöpfen des Fettes ist ganz einfach, wenn man Schmorsud oder Brühe nach dem Garen in eine Spezialkanne gießt, die wie ein Fettabscheider funktioniert.
Fett schwimmt bekanntlich oben, deshalb ist der Ausguß des Gefäßes ganz unten am Boden angebracht. Man gießt die Bratenflüssigkeit von unten ab und läßt das Fett in der Kanne zurück. Weil Diabetiker mit tierischen Fetten sparsam umgehen müssen, lohnt sich die kleine Anschaffung ganz besonders.

Gebratene Gans

Zutaten für 8 Portionen: *1 küchenfertige Gans (5–6 kg)*

Jodsalz • Pfeffer aus der Mühle

Füllung: 1 Bund Majoran • je 3 gewürfelte Äpfel und Zwiebeln

1 TL Speisestärke

TIP

Wer Braten oder Brühe aus Zeitgründen am Tag vorher zubereitet, hat es ebenfalls leicht: Fond oder Brühe über Nacht kalt stellen und das erstarrte Fett abheben.

1

Den Backofen auf 220 °C (Gas: Stufe 4) vorheizen. Gans abspülen, trocknen, vorhandene Federkiele mit einer Pinzette sorgfältig herausziehen. Sichtbares Fett aus der Bauchhöhle ablösen (ergibt etwa 500 g Flomen für Schmalz oder zum Braten). Flügel abschneiden und mit den beiliegenden Innereien für den Fond unter fließendem Wasser abspülen.

2

Die Gans innen und außen salzen und pfeffern. Majoranblättchen, Apfel- und Zwiebelwürfel in die Bauchöffnung füllen. Mit Küchengarn und Holzspießchen verschließen.

3

Die Gans mit der Brust nach unten in einen großen Bräter legen und mit Wasser auffüllen, bis sie zu etwa einem Viertel bedeckt ist.

4

Den Braten in den Ofen schieben, nach 1 Stunde auf 160 °C (Gas: Stufe 1–2) herunterschalten und die Gans wenden.

5

Weitere 3 bis 4 Stunden garen, dabei immer mal wieder mit Bratensaft begießen und darauf achten, daß genügend Flüssigkeit (Wasser oder Brühe) im Bräter bleibt. Die Gans ist gut, wenn sich die Keule nach dem Durchtrennen der Haut fast von selbst aus dem Gelenk löst.

6

Inzwischen Flügel, Hals, Herz und Magen der Gans in einer beschichteten Pfanne ohne zusätzliches Fett bei mittlerer Hitze rundherum braun anbraten. Mit Wasser knapp bedecken und 40 Minuten bei kleinster Hitze köcheln lassen. Den Fond durchsieben, entfetten und bis auf die Hälfte eindampfen lassen.

7

Den Bratensud der fertigen Gans durch ein Sieb aus dem Topf abgießen und eventuell den Bratensatz mit heißem Wasser lösen. Den Backofen auf 220 °C (Gas: Stufe 4) schalten und die Gans weitere 15 bis 30 Minuten kräftig bräunen.

8

Inzwischen den Bratensud gründlich entfetten und den entfetteten Fond aus dem Gänseklein dazugießen.

9

Stärke mit einem Löffel Wasser anrühren, zum Sud geben und unter Rühren aufkochen. Die Sauce mit Salz und Pfeffer nachwürzen und zur Gans servieren.

PRO PORTION

Energie (kJ/kcal):	2191/526	**Fett, gesamt** (g):	11
Eiweiß (g):	95	davon Fettsäuren (g):	
Kohlenhydrate (g/BE):	9/1	• gesättigte:	8
• davon Zucker (g):	8	• einfach ungesättigte:	1
Ballaststoffe (g):	2	• mehrfach ungesättigte:	2

TIP

Zu diesem gehaltvollen Braten passen die leicht bitteren Wintersalate wie Chicorée oder Endivien besser als Rotkohlgemüse. Sie sind nicht nur kulinarisch eine reizvolle Ergänzung, sondern helfen auch durch ihre Bitterstoffe beim Verdauen.

Geschmortes Kaninchen in Zwiebelsauce

Info

Die mitgeschmorten Zwiebeln zerfallen beim Garen und binden die Sauce auf leichte Art.

Zutaten für 3 Portionen: *2 Kaninchenkeulen (ca. 450 g)*
Jodsalz • Pfeffer aus der Mühle • 2 TL Olivenöl (nativ extra)
1/8 l Fleisch- oder Gemüsebrühe (selbstgemacht oder Instant)
1/8 l Rotwein • 500 g Zwiebeln • 2 TL getrockneter Thymian

1

Kaninchenfleisch salzen und pfeffern. In heißem Öl bei mittlerer Hitze in einer beschichteten Pfanne unter häufigem Wenden braun anbraten. Mit Brühe und Rotwein ablöschen und in einen Topf geben.

2

Zwiebeln schälen, grob zerkleinern und zum Fleisch geben. Mit Thymian würzen. Im geschlossenen Topf etwa 60 bis 70 Minuten bei kleiner Hitze schmoren.

3

Das Fleisch herausnehmen. Falls nötig, den Schmorsud im offenen Topf etwas einkochen lassen. Mit frischgemahlenem Pfeffer und Salz nachwürzen und zum Fleisch servieren.

Pro Portion

Energie (kJ/kcal):	1153/276	**Fett, gesamt** (g):	13
Eiweiß (g):	25	davon Fettsäuren (g):	
Kohlenhydrate (g/BE):	9/1	• gesättigte:	4
• davon Zucker (g):	7	• einfach ungesättigte:	4
Ballaststoffe (g):	3	• mehrfach ungesättigte:	5

Info

Ebenso mager wie Kaninchenfleisch ist Putenfilet, das meist schon nach etwa der Hälfte der angegebenen Garzeit fertig auf dem Tisch steht.
Hähnchen- oder Flugentenkeulen sind ebenfalls geeignet, enthalten aber mehr Fett.

Pellkartoffeln mit Lachs

Zutaten für 4 Portionen: *800 g Kartoffeln (neue Ernte)*
Jodsalz • 100 g Magerquark • 150 g fettarmer Joghurt
1 TL Öl • 2 EL fettarme Milch • 2 TL grober Senf
Pfeffer aus der Mühle • flüssiger Süßstoff • 150 g Räucherlachs
1/2 Zitrone • 1/2 Bund Dill

1

Kartoffeln waschen und in Salzwasser 20 bis 25 Minuten garen.

2

Magerquark mit Joghurt, Öl, Milch und Senf verrühren. Mit Pfeffer, Salz und Süßstoff abschmecken. Der Dip ist richtig, wenn er eine pikante, deutlich süße Note hat.

3

Die Kartoffeln schälen, mit dem Dip und dem Lachs anrichten. Mit Zitronenscheiben und Dillspitzen garnieren.

Pro Portion

Energie (kJ/kcal):	938/224	**Fett, gesamt** (g):	4
Eiweiß (g):	16	davon Fettsäuren (g):	
Kohlenhydrate (g/BE):	29/2	• gesättigte:	1
• davon Zucker (g):	6	• einfach ungesättigte:	2
Ballaststoffe (g):	4	• mehrfach ungesättigte:	1

Info

Wer mit üppigen Fischmahlzeiten seinen Cholesterinspiegel senken oder die Fließeigenschaften des Blutes verbessern möchte, greift anstelle von Süßwasserfischen wie etwa Forelle, Hecht oder Zander sinnvollerweise zu Salzwasserfischen wie Makrele, Hering oder Lachs.
Wer seine Schilddrüse ausreichend mit Jod versorgen will, sollte Schellfisch wählen.

Tip

Der Dip aus diesem Rezept paßt auch gut zu einer Vorspeise mit Gemüserohkost.

Gebratene Heringe

Tip

Wer keine Gratinform besitzt, kann auch einen tiefen Porzellanteller verwenden.

Zutaten für 2 Portionen: *2 küchenfertige grüne Heringe*
Jodsalz • Pfeffer aus der Mühle • 1 TL getrockneter Thymian
1 TL Senf • 1 TL Öl • 1 TL Öl für die Form

1

Die Heringe unter fließendem Wasser kalt abspülen und mit Küchenpapier gründlich abtrocknen.
Innen mit Salz und Pfeffer einreiben, mit Senf bestreichen und mit Thymian bestreuen.

2

Die Heringe mit Öl bestreichen und in eine geölte ofenfeste Form (Gratinform) legen.
In den bereits vorgeheizten Backofen schieben und bei 220 °C (Gasherd: Stufe 5) etwa 20 Minuten backen.

Pro Portion

Energie (kJ/kcal):	1832/437
Eiweiß (g):	37
Kohlenhydrate (g/BE):	0/0
• davon Zucker (g):	0
Ballaststoffe (g):	0
Fett, gesamt (g):	33
davon Fettsäuren (g):	
• gesättigte:	7
• einfach ungesättigte:	18
• mehrfach ungesättigte:	8

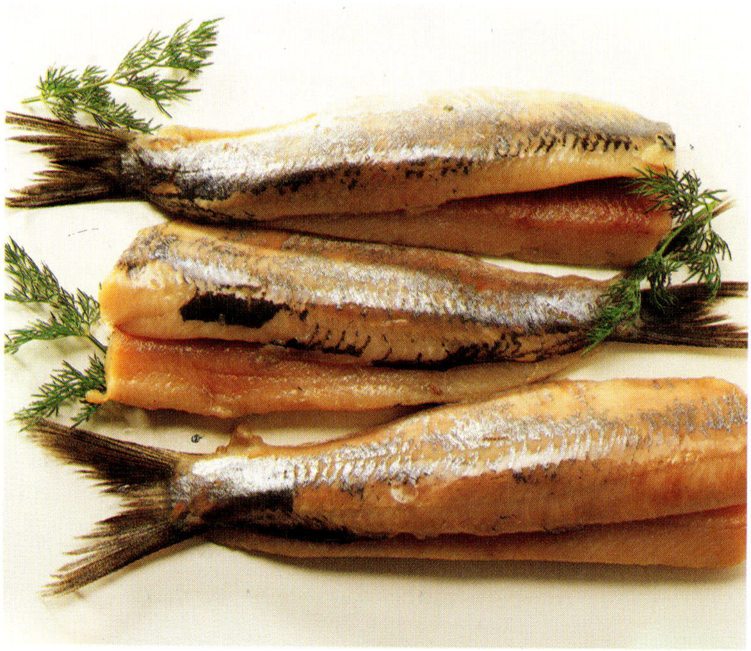

Wer Gräten fürchtet und einen guten Fischhändler hat, kann sich die Heringe fertig filieren lassen.

Linsensalat mit Räucherfisch

Zutaten für 4 Portionen: *250 g Tomaten • 200 g Lauchzwiebeln 100 g Staudensellerie • 1 Dose Linsen (850 ml) 150 g geräucherte Makrele • 3 EL Essig • 4 EL Brühe (selbstgemacht oder Instant) • 1 Knoblauchzehe • 1 TL Curry Jodsalz • Pfeffer aus der Mühle • 2 TL Öl*

1

Tomaten waschen, Stielansatz entfernen und kleinschneiden. Lauchzwiebeln schälen und würfeln. Sellerie in feine Scheiben schneiden. Linsen abgießen und auf einem Sieb gut abtropfen lassen. Die Makrele häuten und in Stücke schneiden.

2

Essig und Brühe in eine Schüssel geben. Zerdrückten Knoblauch und Curry hinzufügen. Mit Salz, Pfeffer und Öl verrühren.
Tomaten, Zwiebeln und Linsen mit der Sauce mischen. Den Salat mit Makrelenstücken garnieren.

PRO PORTION

Energie (kJ/kcal):	845/202	**Fett, gesamt** (g):	8
Eiweiß (g):	15	davon Fettsäuren (g):	
Kohlenhydrate (g/BE):	17/1	• gesättigte:	2
• davon Zucker (g):	4	• einfach ungesättigte:	4
Ballaststoffe (g):	4	• mehrfach ungesättigte:	2

TIP

Räucherfisch sollten Sie nicht direkt aus dem Kühlschrank servieren. Er kann sein volles Aroma nur bei Zimmertemperatur entwickeln.
Als Variante können Sie auch geräucherte Makrele auf Linsengemüse servieren. Dabei die gehäutete Makrele am Ende kurz auf den Linsen erwärmen.

TIP

Geräucherte Makrelen immer gekühlt lagern. Folienverpackte Filets nicht mehr kaufen, wenn das Ende der Mindesthaltbarkeit fast erreicht ist.

Pochierter Fisch mit Fenchelsauce

Zutaten für 2 Portionen: *2 Schellfischkoteletts (ca. 400 g)*
Saft von 1/2 Zitrone • Jodsalz • Pfeffer aus der Mühle
500 g Fenchel • 1 TL Öl • 150 ml Fleisch- oder Gemüsebrühe
(selbstgemacht oder Instant) • 2 EL Schlagsahne

INFO

Seefische wie etwa Seelachs oder Schellfisch sind wichtig für die Jodversorgung der Schilddrüse. Außerdem liefern sie hochwertiges Eiweiß.

1

Fisch kalt abspülen, mit Zitronensaft beträufeln, salzen und pfeffern. Fenchel putzen und in dünne Scheiben schneiden, das Grün beiseite legen.

2

Für die Fenchelsauce den Fenchel in einem Topf in heißem Öl kurz andünsten, 100 ml Brühe und 1 EL Zitronensaft dazugießen.
Das Gemüse bei milder Hitze 20 Minuten garen. Mit der Kochflüssigkeit im Mixer oder mit dem Pürierstab pürieren.
Mit Salz und Pfeffer aus der Mühle nach Geschmack nachwürzen.

3

Die restliche Brühe in einer Pfanne erhitzen, den Fisch hineinlegen und anschließend bei milder Hitze in der geschlossenen Pfanne 5 Minuten garen.

4

Die Fenchelsauce mit der Sahne glattrühren und nachwürzen.

5

Das Fenchelgrün ganz fein hacken und mit der Sauce zum Fisch servieren.

PRO PORTION

Energie (kJ/kcal):	1165/278	**Fett, gesamt** (g):	7
Eiweiß (g):	42	davon Fettsäuren (g):	
Kohlenhydrate (g/BE):	10/1	• gesättigte:	2
• davon Zucker (g):	9	• einfach ungesättigte:	3
Ballaststoffe (g):	10	• mehrfach ungesättigte:	2

Gebäck, Kuchen und Desserts

Etwas Zucker ist erlaubt

Zucker ist nicht mehr verboten, doch Diabetiker sollten ihn sparsam verwenden. So wie im Obstkuchen auf Seite 87: Der knusprige Vollkornboden kommt ohne Zucker aus, und der saftige Belag ist nur leicht gesüßt. Wer Kalorien sparen möchte und seinen Kuchen sehr süß mag, kann den Teig mit flüssigem Süßstoff süßen und für den Belag anstelle von Zucker reichlich süßstoffhaltige Streusüße verwenden.

Haferflockenplätzchen

Zutaten für etwa 30 Stück: *150 g Haferflocken*
150 g Leinsamen • 2 EL vollfettes Sojamehl (Reformhaus)
4 EL geschmacksneutrales Öl • 2 EL Zucker • 2 EL Milchzucker
1 Ei • 1 TL Zimt oder abgeriebene Zitronenschale

1
Alle Zutaten in eine Schüssel geben. 1 bis 2 EL kaltes Wasser zufügen und alles mit den Knethaken des Handrührers zu einem glatten Teig verkneten.

2
Mit zwei Teelöffeln kleine Häufchen auf ein mit Backpapier belegtes Blech setzen. Im vorgeheizten Ofen bei 200 °C (Gasherd: Stufe 3) etwa 12 Minuten backen.

PRO PORTION

Energie (kJ/kcal):	285/68	**Fett, gesamt** (g):	4
Eiweiß (g):	2	davon Fettsäuren (g):	
Kohlenhydrate (g/BE):	5/0	• gesättigte:	0
• davon Zucker (g):	2	• einfach ungesättigte:	2
Ballaststoffe (g):	2	• mehrfach ungesättigte:	2

TIP

Milchzucker bekommt Typ-II-Diabetikern gut, denn er treibt den Blutzucker kaum in die Höhe. Dabei verleiht er dem Gebäck eine milde runde Süße.

Pikante Erdnußkekse

Zutaten für etwa 35 Stück: *125 g Erdnußkerne*
250 g Weizenmehl (Type 1050) • 1/2 TL Jodsalz
100 g Margarine • 1 Ei • 2 EL saure Sahne (10% Fett)
Mehl zum Ausrollen • 1 Eigelb zum Bestreichen

Tip

Die Erdnußkekse schmecken gut als Knabberei zu einem Glas Wein. Sie sind zwar nicht gerade kalorienarm, aber günstiger zusammengesetzt als vergleichbare gekaufte Snacks.

1

Für den Teig 50 g der Erdnußkerne hacken. Erdnüsse, Mehl, Salz, kalte Margarine in Stückchen, Ei und saure Sahne zu einem glatten Teig verkneten. Mit den Händen zu einer Kugel formen, in Folie wickeln und 30 Minuten in den Kühlschrank oder an einen kalten Ort stellen.

2

Ein Backblech mit Backpapier auslegen. Den Teig auf einer bemehlten Arbeitsfläche etwa 3 mm dick ausrollen. Blüten, Kreise oder andere beliebige Formen daraus ausstechen und auf das Backblech legen.

3

Eigelb und 1 EL Wasser verquirlen. Kekse damit bestreichen. Restliche Erdnußkerne halbieren und die Kekse damit belegen oder blütenförmig verzieren. Im vorgeheizten Backofen bei 225 °C (Gas: Stufe 4) etwa 12 bis 15 Minuten backen, bis die Kekse leicht gebräunt sind.

4

Erdnußkekse sofort nach dem Backen vom Backblech nehmen und auf einem Kuchengitter auskühlen lassen.

Pro Portion

Energie (kJ/kcal):	306/73	**Fett, gesamt** (g):	5
Eiweiß (g):	2	davon Fettsäuren (g):	
Kohlenhydrate (g/BE):	6/1	• gesättigte:	1
• davon Zucker (g):	0	• einfach ungesättigte:	2
Ballaststoffe (g):	1	• mehrfach ungesättigte:	2

Hefeteig (Grundrezept)

Zutaten für 16 Portionen: *500 g Mehl (Type 550 oder 1050) • 1/2 TL Salz • 1 EL vollfettes Sojamehl (Reformhaus) • 30 g Hefe • 1 EL Weizenkleie • 1 TL Zucker • 1/4 l fettarme Milch (oder Wasser) • 4 EL Öl • Mehl zum Kneten*

1

Mehl, Salz, Sojamehl und Weizenkleie in eine Schüssel geben und vermischen. Hefe, Zucker und 3 EL Wasser mit der lauwarmen Milch glattrühren. Öl auf dem Mehl verteilen.

2

Hefemilch zugießen und alles mit den Knethaken des Handrührers gründlich verkneten, bis der Teig sich vom Schüsselboden löst. Falls nötig, noch etwas Wasser zufügen, damit der Teig geschmeidiger wird.

3

Den Teig mit Folie zugedeckt bei Zimmertemperatur gehen lassen, bis sich sein Volumen etwa verdoppelt hat. Nach Wunsch weiter verarbeiten.

PRO PORTION

Energie (kJ/kcal):	661/158	**Fett, gesamt** (g):	5
Eiweiß (g):	5	davon Fettsäuren (g):	
Kohlenhydrate (g/BE):	24/2	• gesättigte:	0
• davon Zucker (g):	20	• einfach ungesättigte:	2
Ballaststoffe (g):	2	• mehrfach ungesättigte:	2

VARIANTEN

Dieser mit Öl zubereitete Hefeteig eignet sich für Kuchen, Brot und Pizza gleich gut. Sie können ihn mit Süßstoff süßen und mit Früchten belegt auf dem Blech backen oder mit Kräutern und Gewürzen abwandeln und als Brot in einer Kastenform backen.

TIP

Für eine Pizza teilen Sie den Teig in vier Portionen, formen Fladen und belegen sie nach Wunsch.

Haferknäcke

Zutaten für 16 Scheiben: *500 g kernige Haferflocken*
1/2 TL Jodsalz • 1 gestrichener TL Backpulver
1 Prise Koriander oder gemahlener Kümmel • 2 EL Öl
ca. 50 g feine Haferflocken

Tip

Das Knäckebrot hält sich kühl und dunkel gelagert etwa zwei Wochen.

1

Haferflocken im Blitzhacker oder Mixer fein hacken. Salz, Backpulver und Nußöl zufügen. Mit Koriander oder gemahlenem Kümmel würzen. Mit den Knethaken des Handrührers vermischen.

2

Nach und nach unter Rühren etwa 200 ml kochendheißes Wasser zufügen. Den Teig – er soll formbar, aber noch etwas klebrig sein – auf feinen Haferflocken knapp 1/2 cm dick ausrollen.

3

Die Teigplatte in schmale Rechtecke schneiden und auf ein mit Backpapier belegtes Blech legen.
Bei 175 °C (Gasherd: Stufe 2) etwa 40 Minuten backen. Das Knäckebrot im geöffneten Ofen noch einige Minuten ruhenlassen.

Pro Portion

Energie (kJ/kcal):	603/144	**Fett, gesamt** (g):	4
Eiweiß (g):	4	davon Fettsäuren (g):	
Kohlenhydrate (g/BE):	22/2	• gesättigte:	1
• davon Zucker (g):	0	• einfach ungesättigte:	2
Ballaststoffe (g):	2	• mehrfach ungesättigte:	1

Hafer zum Aussuchen

Neben ursprünglichen Produkten wie Schrot, Flocken und Hafermehl gibt es ballaststoffreiche Spezialitäten wie knusprige Müsliprodukte, Kleie und Kleieflocken, die sich beim Kochen vielseitig verwenden lassen.

Obstkuchen (Grundrezept)

Zutaten für 12 Stücke: *1/8 l Keimöl • Jodsalz • 275 g feines Weizenvollkornmehl • 1 gehäufter EL vollfettes Sojamehl (25 g)*

Belag: 1 kg frische Zwetschen oder Äpfel • 50 g Mandelblättchen oder gehackte Walnußkerne • 2 EL Zucker (40 g) oder Streusüße

1

Das Öl, 150 ml kaltes Wasser, 1 Prise Salz und die Mehle in eine Schüssel geben. Mit den Knethaken des Handrührers zu einem glatten Teig verarbeiten.

2

Zwei Drittel des Teiges ausrollen und den Boden einer Springform (26 cm Durchmesser) damit belegen. Aus dem restlichen Teig eine Rolle formen, innen um den Springformrand legen und so festdrücken, daß ein etwa 3 cm hoher Rand entsteht.

3

Für den Belag Zwetschen waschen, halbieren und entsteinen. Oder Äpfel schälen, entkernen und das Fruchtfleisch in Spalten schneiden. Zwetschenhälften oder Apfelspalten schuppenförmig auf den Teig legen. Mit Mandelblättchen oder Walnüssen bestreuen.

4

Im vorgeheizten Backofen bei 200 bis 220 °C (Gasherd: Stufe 4) etwa 45 Minuten backen. Mit Zucker oder Streusüße bestreuen.

PRO PORTION

Energie (kJ/kcal):	948/226
Eiweiß (g):	5
Kohlenhydrate (g/BE):	27/2
• davon Zucker (g):	11
Ballaststoffe (g):	4
Fett, gesamt (g):	11
davon Fettsäuren (g):	
• gesättigte:	1
• einfach ungesättigte:	6
• mehrfach ungesättigte:	4

TIP

Je nach Saison schmeckt der Kuchen auch mit Sauerkirschen, Aprikosen, Stachelbeeren oder Mirabellen. Für Apfelkuchen eignen sich mürbe, nicht allzu säuerliche Äpfel wie z. B. Cox Orange oder Jonagold.

Melone mit Himbeeren

Zutaten für 2 Portionen: *1 Honig- oder Cantaloupmelone*
150 g frische oder ungezuckerte tiefgekühlte Himbeeren
1 TL Zitronensaft • flüssiger Süßstoff • 4–6 Minzeblättchen

Tip

Weil Obst in der Regel gut roh gegessen werden kann, eignet es sich ideal als schnelle Zwischenmahlzeit.

1

Melone halbieren und Kerne mit einem Löffel herausschaben. Das Fruchtfleisch mit einem Eßlöffel herausheben und würfeln oder das Fruchtfleisch mit einem Kugelausstecher herauslösen.

2

Fruchtfleisch zusammen mit den verlesenen Himbeeren in eine Schüssel geben. Zitronensaft mit Süßstoff mischen und darübergießen. 2 Stunden im Kühlschrank durchziehen lassen.

3

Die ausgehöhlten Melonenhälften mit dem Fruchtsalat füllen. Die Minzeblättchen waschen, trockentupfen und den Salat damit dekorieren.

Pro Portion

Energie (kJ/kcal):	420/98	**Fett, gesamt** (g):	1
Eiweiß (g):	3	davon Fettsäuren (g):	
Kohlenhydrate (g/BE):	19/2	• gesättigte:	0
• davon Zucker (g):	19	• einfach ungesättigte:	0
Ballaststoffe (g):	8	• mehrfach ungesättigte:	1

Süsses Obst für Diabetiker?

Für rundliche Diabetiker ist Gemüse vielleicht wichtiger als Obst, weil es ein bißchen kalorienärmer ist. Doch gehören Früchte unbedingt zur gesunden Ernährung. Erst die Mischung von möglichst vielen Lebensmitteln garantiert dem Organismus eine optimale Versorgung mit Nähr- und Wirkstoffen.

Apfelgrütze

Zutaten für 4 Portionen: *500 g säuerliche Äpfel*
1/2 unbehandelte Zitrone • 1 Päckchen flüssiges Pektin
(Gelin; 200 g) • flüssiger Süßstoff oder Streusüße

1

Äpfel schälen, die Kerngehäuse entfernen und dann die Äpfel kleinschneiden. Mit 100 ml Wasser, dem Saft und einem Stück Schale der Zitrone zum Kochen bringen und bei milder Hitze garen, bis die Äpfel zerfallen sind.

2

Die Zitronenschale entfernen, das Pektin kräftig unterrühren und die Apfelmischung anschließend nach Geschmack mit flüssigem Süßstoff oder Streusüße süßen. In Dessertschalen füllen und kalt stellen.

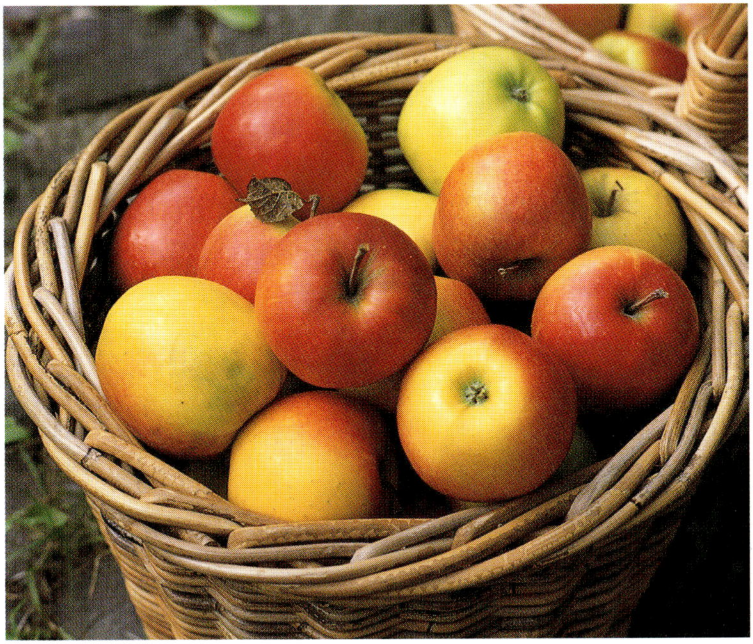

TIP

Flüssiges Pektin bindet Fruchtgrützen ohne viel Aufwand. Und es hat einen weiteren Vorteil für Diabetiker: Pektin hilft als löslicher Ballaststoff, den Blutfettspiegel zu regulieren.

PRO PORTION

Energie (kJ/kcal):	276/66
Eiweiß (g):	0
Kohlenhydrate (g/BE):	14/1
• davon Zucker (g):	13
Ballaststoffe (g):	2
Fett, gesamt (g):	0
davon Fettsäuren (g):	
• gesättigte:	0
• einfach ungesättigte:	0
• mehrfach ungesättigte:	0

Äpfel sind nicht nur gesund, sie schmecken auch besonders gut. Die zahlreichen, teilweise geschmacklich sehr unterschiedlichen Sorten können in der Küche vielseitig verwendet werden.

Beerengrütze

Zutaten für 4 Portionen: *400 g tiefgekühlte Beeren (z.B. eine Mischung aus Himbeeren, Brombeeren und Johannisbeeren)*
1 Zitrone • 1 Päckchen flüssiges Pektin (Gelin; 200 g)
Süßstoff nach Geschmack

Pro Portion	
Energie (kJ/kcal):	349/84
Eiweiß (g):	1
Kohlenhydrate (g/BE):	18/2
• davon Zucker (g):	18
Ballaststoffe (g):	1
Fett, gesamt (g):	0
davon Fettsäuren (g):	
• gesättigte:	0
• einfach ungesättigte:	0
• mehrfach ungesättigte:	0

1

Tiefgekühlte Früchte mit 100 ml Wasser und Zitronensaft kurz aufkochen lassen. Auf der abgeschalteten Kochstelle 5 Minuten ziehen lassen.

2

Die Früchte mit dem Pürierstab fein zerkleinern, mit Pektin und Süßstoff mischen. In Portionsschalen füllen und einige Zeit kalt stellen.

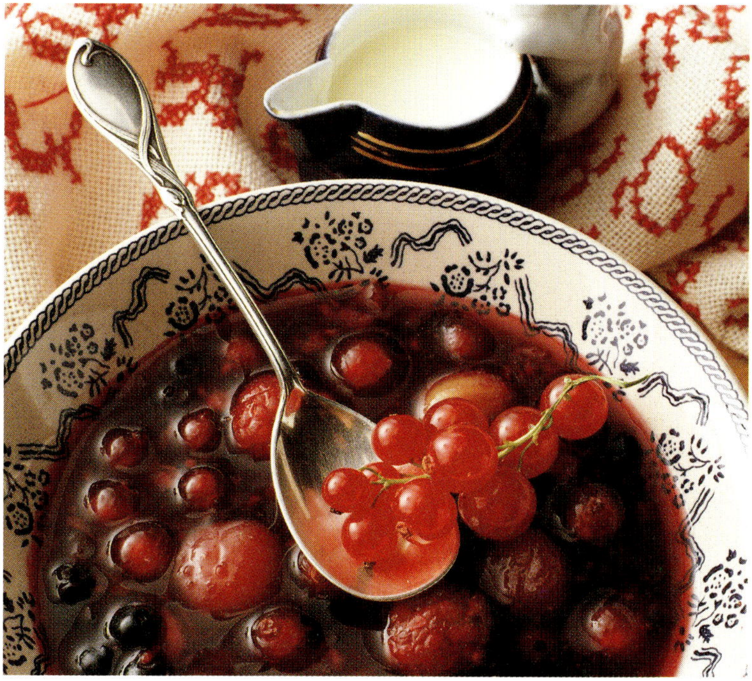

Sie können die fertige Grütze mit einigen ganzen Früchten appetitlich anrichten.

Fette – die richtige Mischung in praktischen Portionen

Der wichtigste Diättip für übergewichtige Diabetiker: Geizen Sie mit Fett. Auf dieser und den folgenden Seiten finden Sie Vorschläge für optimale Tagesportionen unterschiedlicher Steich- und Kochfette, nach Kalorienzahl (400, 300 und 200 kcal) gestaffelt.
Die Tabellen geben Ihnen einen Überblick, wie gesättigte, einfach ungesättigte und mehrfach ungesättigte Fettsäuren in Streich- und Kochfetten verteilt sind und welche Fette qualitativ gut zusammenpassen. Mehr dazu erfahren Sie auf Seite 20f.

Ausgewogene 400-Kilokalorien-Portionen

Fettsorte	Gesättigte Fettsäuren in Gramm	Einfach ungesättigte Fettsäuren in Gramm	Mehrfach ungesättigte Fettsäuren in Gramm	Kilokalorien
10 g Sonnenblumenöl	1,2	2,2	6,1	88
20 g Mayonnaise 50% Fett	1,4	3,6	2,1	142
20 g Diätmargarine	3,9	3,1	8,4	96
20 g Crème fraîche	4,9	2,4	0,3	75
Summe				401
Prozentualer Anteil	37%	33%	30%	
15 g Rapsöl	1,2	8,2	4,8	132
20 g Sojaöl	2,8	4,8	12,2	176
20 g Sahne	3,6	1,8	0,2	58
10 g Diät-Halbfettmarg.	1,0	0,8	2,1	36
Summe				402
Prozentualer Anteil	31%	37%	32%	

Ausgewogene 400-Kilokalorien-Portionen

Fettsorte	Gesättigte Fettsäuren in Gramm	Einfach ungesättigte Fettsäuren in Gramm	Mehrfach ungesättigte Fettsäuren in Gramm	Kilokalorien
20 g Fritierfett	8,9	7,6	2,7	177
20 g Distelöl	1,8	2,4	14,9	176
10 g Mayonnaise 50%	0,7	1,8	1,0	48
Summe				401
Prozentualer Anteil	36%	32%	32%	
30 g Kaffeesahne	1,8	0,9	0,1	35
10 g Butter	5,0	2,6	0,3	74
10 g Diäthalbfettmargarine	1,0	0,8	2,1	36
30 g Sonnenblumenöl	3,4	6,7	18,4	265
Summe				410
Prozentualer Anteil	35%	30%	35%	
20 g Mayonnaise 80% Fett	2,2	3,9	9,9	151
20 g Diätmargarine	3,9	3,1	8,4	142
10 g Olivenöl	1,5	7,1	0,9	88
20 g Kaffeesahne	1,2	0,6	0,1	23
Summe				404
Prozentualer Anteil	31%	36%	33%	

Ausgewogene 300-Kilokalorien-Portionen

Fettsorte	Gesättigte Fettsäuren in Gramm	Einfach ungesättigte Fettsäuren in Gramm	Mehrfach ungesättigte Fettsäuren in Gramm	Kilokalorien
20 g Diätmargarine	3,9	3,1	8,4	142
10 g Distelöl	0,9	1,2	7,4	88
10 g Olivenöl	1,5	7,1	0,9	88
Summe				318
Prozentualer Anteil	31%	36%	33%	
10 g Crème fraîche	2,4	1,2	0,2	37
20 g Diäthalbfettmargarine	1,9	1,6	4,2	72
10 g Mayonnaise 80% Fett	1,1	2,0	5,0	75
10 g Rapsöl	0,8	5,5	3,2	88
5 g Sonnenblumenöl	0,6	1,1	3,1	44
Summe				316
Prozentualer Anteil	33%	36%	31%	
20 g Kaffeesahne	1,2	0,6	0,1	23
10 g Margarine	2,0	3,7	1,9	71
10 g Walnußöl	1,1	1,6	6,8	88
10 g Mayonnaise 50% Fett	0,7	1,8	1,0	48
10 g Sojaöl	1,4	2,4	6,1	88
Summe				318
Prozentualer Anteil	33%	35%	32%	

Ausgewogene 200-Kilokalorien-Portionen				
Fettsorte	Gesättigte Fettsäuren in Gramm	Einfach ungesättigte Fettsäuren in Gramm	Mehrfach ungesättigte Fettsäuren in Gramm	Kilo-kalorien
20 g Mayonnaise 50% Fett	1,4	3,6	2,1	96
10 g Distelöl	0,9	1,2	7,4	88
10 g Diät-Halbfettmargarine	1,0	0,8	2,1	36
Summe				220
Prozentualer Anteil	35%	34%	31%	
10 g Leinöl	1,0	1,8	6,7	88
10 g Mayonnaise 80% Fett	1,1	2,0	5,0	75
15 g Schlagsahne	2,7	1,4	0,2	43
Summe				206
Prozentualer Anteil	37%	32%	31%	
20 g Kaffeesahne	1,2	0,6	0,1	23
10 g Diätmargarine	1,9	1,6	4,2	71
10 g Sojaöl	1,4	2,4	6,1	88
Summe				182
Prozentualer Anteil	38%	32%	30%	

Über die Autorin

Elisabeth Lange hat in Münster Ernährungswissenschaften studiert. Zehn Jahre lang arbeitete sie als Redakteurin im Bereich Essen und Trinken bei einer großen deutschen Frauenzeitschrift. Heute lebt sie als freie Journalistin in Hamburg. Sie schreibt regelmäßig über Kulinarisches in Zeitschriften und ist als Buchautorin auf Ernährungsratgeber und Kochbücher spezialisiert.

Wichtige Adressen

Deutscher Diabetiker-Bund (DDB), Geschäftsstelle, Danziger Weg 1, 58511 Lüdenscheid

Deutsche Diabetes-Gesellschaft (DDG), Geschäftsstelle, Berufsgenossenschaftliche Krankenanstalten Bergmannsheil-Universitätsklinik, Bürkle-de-la-Camp-Platz 1, 44789 Bochum

St. Vincent Deklaration, DiabCare Office, Deutsche Geschäftsstelle, Kobellstraße 3, 80336 München

Literatur

Ausschuß Ernährung der Deutschen Diabetes-Gesellschaft: Ernährungsempfehlungen für Diabetiker 1995. Diabetes und Stoffwechsel 4–95

Kolb, Stephan: Auf die Einstellung kommt es an – Diabetes. Kreuz Verlag. Zürich 1992

Petzoldt, Prof. Dr. Rüdiger: Fragen und Antworten zum Diabetes. Verlag Kirchheim. Mainz 1994

Schmeisl, Gerhard W. (Hrsg.): Schulungsbuch für Diabetiker. G. Fischer Verlag. Jena 1994

Hinweis

Das vorliegende Buch ist sorgfältig erarbeitet worden. Dennoch erfolgen alle Angaben ohne Gewähr. Weder Autorin noch Verlag können für eventuelle Nachteile oder Schäden, die aus den im Buch gemachten praktischen Hinweisen resultieren, eine Haftung übernehmen.

Bildnachweis

IFA-Bilderteam, Taufkirchen/München: 12 (AGE), 15 (Diaf), 25 (Lescourret), 40, 80 (Schmitz); Image Bank, München: 27 (Marc Romanelli); Ulrich Kerth, München: 31, 45, 49, 52, 55, 59, 64, 90; Alfred Pasieka, Hilden: 10; Südwest Verlag, München: Titelbild (Karl Newedel); Tony Stone, München: U4 (Ken Fisher); transglobe agency, Hamburg: 1 (Sullivan), 5 (B. Chedderos), 29 (Index Stock), 66 (Kanicki), 89 (Gisela Caspersen)

Impressum

7. Auflage 1998

Lektorat:
Heike Pressler
Redaktionsleitung und medizinische Fachberatung:
Dr. med. Christiane Lentz
Produktion:
Manfred Metzger
Umschlag:
Heinz Kraxenberger, München
DTP/Satz:
Wolfgang Lehner
Druck:
Color-Offset, München
Bindung:
R. Oldenbourg, München
Printed in Germany

Gedruckt auf chlor- und säurearmem Papier

ISBN 3-517-07674-0

Register